运动康复
理论体系与实践

程子庸 等◎著

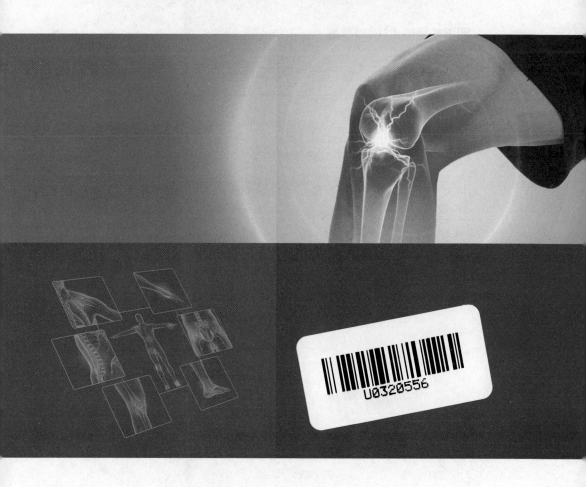

中国纺织出版社有限公司

图书在版编目(CIP)数据

运动康复理论体系与实践 / 程子庸等著. --北京：
中国纺织出版社有限公司，2022.9

ISBN 978-7-5180-9756-2

Ⅰ.①运… Ⅱ.①程… Ⅲ.①康复训练 Ⅳ.
①R493

中国版本图书馆CIP数据核字(2022)第140208号

责任编辑：赵晓红　　　　责任校对：高　涵　　　　责任印制：储志伟

中国纺织出版社有限公司出版发行
地址：北京市朝阳区百子湾东里A407号楼　邮政编码：100124
销售电话：010－67004422　传真：010－87155801
http://www.c-textilep.com
官方微博http://weibo.com/211988777
天津千鹤文化传播有限公司印刷　各地新华书店经销
2022年9月第1版第1次印刷
开本：710×1000　1 / 16　印张：13.25
字数：210千字　定价：95.90元

前　言

随着现代社会各领域的不断发展,人们的健康理念有了明显提高,人们渴望从非健康的状态中脱离出来,回归到正常的生活中,因此,对康复医学有了更多的需要,正因如此,康复医学也获得了良好的发展契机和广阔的应用前景。运动康复的主要形式是运动,康复的过程主要是进行一些身体力行的体育活动,以此达到预防、治疗疾病和加快身体康复的目的。随着运动康复体系的不断完善,其逐渐成为医学科学中的新兴学科和康复医学中的重要组成部分,并在预防医学、临床医学和康复治疗中占有重要地位。运动康复既可以强身健体,又具有身体康复作用;既可以预防疾病,又可以治疗疾病;既适合年长体弱者,又适合恢复期患者,因此,得到了人们的广泛重视。加强对运动康复的研究,对增进人的健康状态,维护社会稳定具有积极的意义。

健康包括生理、心理、社会适应性、道德等方面,要实现全面健康必须加强全面的健身锻炼,这就需要以当前人们的体质和生存质量为依据,结合不同群体的运动适应能力和运动锻炼目的,制定科学实用、安全有效的运动处方,利用运动处方的干预减缓体质下降问题,以此来实现康复目标,增进身体健康,提高人们的生活质量。

本书结构清晰,知识点丰富、全面。首先对运动康复的基本理论进行了阐述,其次具体说明了运动康复的各种手段和方法,最后对运动康复的科学指导进行了研究,条理清晰,能够使读者系统地进行了解和学习。将理论与实践有机结合起来,对运动康复的概念、理论基础等基本知识进行了阐述,在此基础上,重点对运动康复的治疗方法和手段、传统体育保健与康复方法、常见运动性损伤以及人体各系统疾病的运动康复方案进行了研究,然后对促进身体机能恢复的运动处方以及运动康复功能评价进行了研究。由此,能够在理论和实践上都有全面的认识和科学的指导。将运动康复与伤病治疗有机结合在一起,进一步丰富了运动康复的范畴和内容,使人们能够将运动康复与日常运动有机联系在一起,能够使读者获得非常实用的借鉴和参考。

作者

2021 年 10 月

目　录

第一章　运动康复的理论基础概述 ……………………………001

第一节　运动康复的运动生理学基础 ………………………001

第二节　运动康复的运动生物力学基础 ……………………007

第三节　运动康复的运动心理学基础 ………………………013

第四节　运动康复的运动营养学基础 ………………………018

第二章　运动康复基本治疗手段与方法 …………………023

第一节　关节活动训练法 ……………………………………023

第二节　肌肉力量康复技术 …………………………………029

第三节　核心区稳定训练法 …………………………………031

第四节　渐进性功能训练法 …………………………………035

第五节　心肺功能训练法 ……………………………………046

第三章　常见运动康复技术 ………………………………049

第一节　运动康复治疗技术 …………………………………049

第二节　运动损伤检查方法及日常生活活动能力评定 ……062

第三节　常用康复治疗技术和康复疗法 ……………………070

第四章　常见损伤运动康复 ………………………………085

第一节　踝关节损伤与康复 …………………………………085

第二节　膝关节的损伤与康复 ………………………………088

第三节　髋关节损伤与康复 …………………………………093

第四节　颈椎损伤和胸椎损伤与康复 ………………………095

第五节　肩关节损伤与康复 …………………………………098

第六节　关节损伤与康复 ……………………………………100

第五章 常见伤病运动康复 ·········· 103

第一节 常见慢性运动系统疾病的运动康复 ·········· 103

第二节 常见慢性代谢综合征的运动康复 ·········· 110

第三节 神经系统与智能障碍的运动康复 ·········· 120

第四节 亚健康及其运动干预 ·········· 124

第六章 不同运动项目运动损伤预防与康复 ·········· 135

第一节 篮球运动项目运动损伤预防与康复 ·········· 135

第二节 足球运动项目运动损伤预防与康复 ·········· 140

第三节 游泳常见伤病的预防与治疗 ·········· 144

第四节 体育舞蹈运动项目运动损伤预防与康复 ·········· 151

第五节 田径运动项目运动损伤预防与康复 ·········· 155

第六节 羽毛球运动项目的常见运动损伤及预防 ·········· 158

第七章 运动康复实践案例模块 ·········· 167

第一节 脊柱与骨盆常见案例 ·········· 167

第二节 上肢常见案例 ·········· 174

第三节 下肢常见案例 ·········· 184

第四节 其他常见案例 ·········· 194

参考文献 ·········· 203

第一章 运动康复的理论基础概述

第一节 运动康复的运动生理学基础

运动生理学是以人体运动能力以及对运动反应和适应过程为研究对象,对人们进行科学、合理运动指导的一项体育基础理论学科。运动康复的运动生理学基础可以从肌肉生理学基础和神经生理学基础两个方面来研究。

一、肌肉生理学基础

人体的肌肉组织共分为三类:骨骼肌、平滑肌和心肌。其中,骨骼肌的数量最大,占体重的40%～45%,躯体运动就是由它实现的。而内脏器官的运动则分别是由平滑肌和心肌实现的。骨骼肌具有支撑骨骼和关节的作用,以其收缩产生拉应力作用于骨而带动身体的运动。这就要求骨骼肌具有一定的收缩力、肌张力、延展性、弹性和收缩速度。肌肉的活动是通过肌肉收缩和舒张这一基本功能实现的,肌肉在收缩和舒张过程中,产生力量或长度的变化,从而,使牵拉骨杠杆围绕关节产生一定的位移运动,或使之保持在一定位置,实现各式各样的运动和维持各种优美的姿势。

(一) 肌肉的神经支配

肌肉接受由脊髓前角发出的运动神经元支配,在正常情况下,要使肌肉产生收缩,必须先由支配它的运动神经元发出神经冲动,并传递到肌肉,引起其兴奋,再触发肌肉收缩。

肌肉中的每一束肌纤维都接受来自脊髓的运动神经元的支配,一个运动神经元连同它的全部神经末梢所支配的肌纤维,功能上它是肌肉活动的基本功能单位,故称为运动单位。每一个运动单位中所包含的肌纤维数目和肌肉活动所需的精密程度有关系,如眼内肌中,每一个运动单位只有3条肌纤维,而腓肠肌中,每一个运动单位包括200多条肌纤维。

每一个运动单位内所有肌纤维都有相同的生理生化特征,但每一个运动单位的肌纤维通常都分散在直径为5~11纳米的圆形区域内而不聚集在一处。这些区域内,通常有5~30个运动单位的肌纤维混杂分布着,当部分运动单位收缩时,整块肌肉处于平稳状态。

支配骨骼肌的运动神经纤维在肌肉中形成数条到数百条分支,每一条分支又通过若干膨大的末梢支配一条肌纤维。膨大的轴突末梢在接近肌纤维时失去髓鞘,其裸露的轴突末梢嵌入肌膜上称为终板膜的凹陷中,形成神经肌肉接头。

当冲动从神经纤维传至轴突末梢时,轴突末梢出现除极化,改变神经膜的通透性,使细胞外液中一部分钙离子进入末梢内,引起轴浆中200~300个囊泡破裂,释放出乙酰胆碱,进入接头间隙。当乙酰胆碱经接头间隙到达终板膜表面时,立即与膜上的乙酰胆碱受体相结合,引起膜对钠离子、钾离子的通透性改变,而导致去极化,进而触发一个可传导的动作电位沿肌膜传播至整个肌纤维,引起这条肌纤维收缩。

(二)肌纤维的结构

骨骼肌的主要结构单位是肌细胞,因其形状纤长,又称为肌纤维。一块骨骼肌由大量肌纤维组成。肌纤维同其他许多细胞一样,由细胞膜、细胞核和细胞质组成,但其细胞核有多个。细胞质中除充满平行排列的肌原纤维和复杂的肌管系统外,还含有丰富的线粒体、糖原和脂滴以及能与氧呈可逆结合的化合物——肌红蛋白。

1.肌管系统

肌管系统是由单位膜构成的囊管结构,环绕在每一条肌原纤维的周围,分为两种,横管系统和纵观系统。

横管系统是横行于肌原纤维之间的,它由肌膜向细胞内凹入而形成。凹入的横小管分支穿行于肌原纤维之间,成环状环绕每一条肌原纤维,同一水平的环行管相互连通。由于横管内腔和细胞外间隙相通,所以横管内的液体就是细胞外液。

纵管系统中肌浆网的走向与肌原纤维平行,位于两个横管系统之间。肌浆网中间的部分分支交互吻合成网管状,环绕每个肌小节,而两端膨大的部分称为终池。终池是钙离子的储存库,每条横管与邻近两侧的终池形成称为三联体的结构,但彼此的膜并未接触,仍隔有约12纳米的间隙,故内部的液体并不相通。

2.肌原纤维和肌小节

每一条肌纤维包含200多条肌原纤维,肌原纤维呈长纤维状,直径为1~2微米,彼此相互平行排列,纵贯肌纤维全长,每一条肌原纤维又分为许多相互连续的节段,称为肌小节。肌小节是肌肉实现收缩和舒张的最基本的功能单位。

(三) 肌肉收缩的原理

肌丝滑行理论的主要论点是肌肉的缩短或伸长都是由于肌小节中粗肌丝和细肌丝的相互滑行,而肌丝本身结构和长度不变。当肌肉缩短时,由Z线发出的细肌丝沿着粗肌丝向暗带中央滑动,结果相邻的各Z线都互相靠近,肌小节长度变短,从而出现整个肌细胞和整个肌肉缩短。其证据是肌肉缩短后,暗带的长度不变,仍和收缩前一样,明带的长度明显减小,由于肌节两端的细肌丝在肌节中央相接触,H带消失。当肌肉拉长时,细肌丝沿粗肌丝向暗带外侧滑动。因此,明带及H带均加宽。

(四) 肌肉收缩和舒张的过程

在完整机体中,肌肉收缩由运动神经传来的冲动,经过运动终板传至肌纤维膜,引起肌纤维膜发生一个可传导的动作电位,从而触发横桥运动,产生肌纤维收缩,收缩后又必须舒张才能进行下一次收缩。肌肉收缩和舒张的全过程包括兴奋—收缩耦联、横桥运动引起肌丝的滑行、肌肉舒张。

1.兴奋—收缩耦联

通常把以肌膜的电位变化为特征的兴奋过程和以肌丝滑行为基础的收缩过程之间的中介过程称为兴奋—收缩耦联。肌膜上的动作电位沿T管膜扩布至三联管,同时激活T管膜和肌膜上的L形Ca^{2+}通道。L形Ca^{2+}通道的激活通过变构作用激活与之对置的三联管膜上的Ca^{2+}释放通道,它的激活使终池中的Ca^{2+}释放入胞浆,使胞浆内的Ca^{2+}浓度由静息时的0.1毫摩尔/升升高至1~10毫摩尔/升。胞浆内Ca^{2+}浓度的升高促使肌钙蛋白与Ca^{2+}结合并促发肌丝的滑行。

2.横桥运动引起肌丝的滑行

肌纤维收缩时,一般A带的长度不变,而I带和H带缩短。肌丝滑行学说就是当肌纤维收缩时,由Z线发出的细肌微丝向暗带中移动,结果相邻的Z线距离靠近,使明带变短,H带变短甚至消失,而暗带长度不变。于是肌小节的长度变短,从而导致肌原纤维整条肌纤维和整块肌肉的缩短。当肌纤维舒张时,则与上述过程相反,细肌微丝向暗带外移动,结果I带和H带都变长,但A带长度仍然不变。从以上变化的过程说明,不管肌原纤维是收缩还是舒张,粗、细肌微丝本身的长度并无变化,而只是细肌微丝向粗肌微丝之间滑行移动的结果。

3.肌肉舒张

当运动神经传来的兴奋停止,Ca^{2+}的释放也立即停止,钙泵被激活。在钙泵的作用下,肌质网将Ca^{2+}泵回肌浆网的纵管,再扩散至终池,肌浆中的Ca^{2+}浓度下降,Ca^{2+}与肌钙蛋白分离,肌钙蛋白的构型恢复原状,原肌球蛋白又将肌动蛋白上的位点掩盖,使横桥与肌动蛋白分离,粗丝与细丝回到它们原来的状态,肌肉舒张。

(五) 肌肉收缩的形式

1.等长收缩

等长收缩是指肌肉为克服后负荷,使肌张力达到最大值,但肌肉长度未改变的收缩。等长收缩为静态活动,可保持关节的位置不变,肌肉未做功。当肌肉收缩产生的张力等于外力时,肌肉虽积极收缩,但长度并不变化,这种收缩称为等长收缩。在人体运动时,等长收缩起着支撑、固定和保持某一姿势的作用,如站立、悬垂、支撑等。应该指出的是,由肌肉等长收缩所产生的固定功能在实现位移运动中起很重要的作用。例如,要使一个关节产生位移运动,当止于此关节一端的肌肉缩短而使该关节运动时,关节的另一端就必须固定。

2.拉长收缩

拉长收缩也被称为离心收缩,当肌肉收缩时所产生的张力小于外力时,肌肉虽积极地收缩但仍然被拉长,这种收缩称为拉长收缩。拉长收缩在人体运动时起着制动、减速和克服重力等作用。例如,在跑步中,当屈髋肌群用力收缩而使大腿快速抬高到一定限度时,伸髋肌群会立即积极收缩以制止其过分上抬,但由于伸髋屈群的张力小于屈髋的力量,此时,虽积极收缩仍然被拉长,这样,就制止了大腿的过分高抬。此外,下坡跑、步行下楼梯等动作也是离心收缩的最好例子。

3.等速收缩

等速收缩是指人为地借助等速性训练器将肌肉收缩速度保持一定,以便测定关节的活动度及处于任意关节角度时的肌力，并进行训练。严格地讲，这不是肌肉的自然收缩形式，而是一种肌力评测和训练的方法❶。

二、神经生理学基础

(一) 神经系统的感觉功能

神经中枢对人体随意运动的调节与整合，依靠各种感觉信号的不断输入。在运动及其学习的过程中，视觉、听觉与本体感觉等各种感觉信号沿特定的途径传入中枢，经过分析整合后产生特定的感觉，成为神经系统调控运动的基本前提和基础。

1.感受器

感受器指感觉神经末梢分布于组织或细胞中，而构成的专门感受机体内外环境变化的特殊结构或装置。这些感受器及其附属装置构成感觉器官，如视器(眼)、位听器(耳)和皮肤等。

2.本体觉

本体觉或称运动觉，指位于骨骼肌、肌腱、关节囊和韧带等处的本体感觉神经末梢装置，能感受肌肉张力的变化和环节在关节处的运动方向、速度与幅度等变化的刺激，并将刺激转变为神经冲动，传入大脑皮质相应的感觉中枢，产生身体各部相对位置和状态的感觉。腱梭与肌梭是存在于骨骼肌中的本体感受器，具有感受肌肉张力和肌肉长度变化刺激的功能，能激活与触发对维持身体姿势产生重要作用的几种脊髓反射。

3.触压觉

在体育运动实践中，触压觉同本体感觉相结合，使机体能辨别环境中各种物体的大小、形状、硬度、光滑度以及空间位置等。例如，运动器材表面是否光滑、单双杠粗细是否合适、跑道路面是否平坦等许多与体育活动有关的条件，都需借助触压觉的分析来判断。许多运动项目是通过人体不同部位对体育器械的感觉来完成对器械的控制。例如，篮球、排球运动员通过手对球的感觉，完成运球、传球、扣球与拦网等动作。

(二) 神经系统的反射活动

反射活动是在中枢神经系统参与下，机体对内外环境刺激的规律性应答。在每一个反射活动中，中枢神经系统内的兴奋过程都必须以神经冲动

❶蒋丽，殷劲：《疲劳的运动生理学研究进展》，成都，电子科技大学出版社，2017。

的形式从一个神经元通过突触传递给另一个神经元。因此,兴奋通过突触时的传递特征就基本上成为反射活动的特征。

1.单方向性

兴奋在中枢内的传递只能由传入神经元向传出神经元的方向进行,不能逆向传递,这是由突触在结构和功能上的特性所决定的。由于递质的释放只能从突触前末梢释放,作用到突触后神经元上,使兴奋只能沿一定的方向传递,保证了神经系统的活动能够有规律地进行。

2.中枢延搁

突触传递时,需经历递质的释放、扩散、与后膜受体结合、总和等电—化学—电反应转换过程,需要较长时间,称为中枢延搁。兴奋通过一个突触需0.5~0.9毫秒。因此,在一个反射弧中,通过中枢的突触数越多,中枢延搁所需的时间就越长。

3.兴奋总和

由单根传入纤维传入的一次冲动,一般不能引起反射性反应,但却能引起中枢产生阈下兴奋。如果由同一传入纤维先后连续传入多个冲动(时间总和),或者许多条传入纤维同时传入冲动(空间总和)至同一神经中枢,则阈下兴奋可以总和起来,达到一定水平就能发放冲动,这一过程称为兴奋总和。

4.中枢兴奋的后放

当刺激的作用停止后,中枢兴奋并不立即消失,反射常会延续一段时间,这种现象称为中枢兴奋的后放。在一定限度内,刺激越强或刺激作用时间越久,则后放就延续得越长。后放发生机制之一在于反射中枢内存在着兴奋性神经元的环路联系。

反射活动之所以能协调一致,是由于中枢神经系统内部的兴奋过程与抑制过程存在着有规律的相互影响和相互制约的缘故。因此,有些反射互相协同和加强,有些反射互相拮抗和削弱。

当一组肌肉收缩时,与它作用相反的颉颃肌则舒张,两者相互配合才得以完成某一动作。例如,一方面刺激所引起的传入冲动到达中枢,引起屈肌中枢发生兴奋时;另一方面却使伸肌中枢发生抑制,结果屈肌收缩,与其颉颃的伸肌舒张,这种现象称为交互抑制。

扩散为反射活动协调的另一重要方式。某一个中枢的兴奋或抑制通过突触联系扩布到其他中枢的过程,神经元辐散式排列是中枢扩散活动的结构基础。扩散的范围取决于刺激的强度与中枢不同的功能状态。

反馈为中枢常见的一种反射协调方式,包括正反馈和负反馈。中枢内某些中间神经元形成环状的突触联系即为反馈作用的结构基础。反馈联系的生理意义在于提高控制系统的稳定性,使反射活动的调节变得精确化和自动化。

第二节 运动康复的运动生物力学基础

根据人体运动的生物力学特征,结合体育运动教学与训练的基本规律,通过对人体结构和功能的生物力学研究和对运动动作的技术分析,可以充分揭示运动器官形态结构与功能相协调的关系,在体育教学与运动训练中寻求和选择科学合理的方法、手段,应用合理的运动量和运动强度进行体育教学与运动训练的实施,特别是对运动创伤,制定运动损伤后机体运动功能康复训练方案具有重要作用。

一、骨的生物力学

(一)骨的生物力学特征

骨的生物力学特征指其在力和力矩作用下的效应特征,骨的力学特征受到它自身的力学性能、几何结构特点、加载方式、加载方向、加载速率和加载频率的影响。当物体受到不同方向的力和力矩作用时,物体在外力作用下会产生拉伸、压缩、弯曲、剪切、扭转及复合载荷作用下的形变。人体内的骨骼受到所有这些加载方式的力和力矩作用时会造成其内部发生形变效应。

1.拉伸载荷

拉伸载荷是沿着骨的长轴方向,自骨的表面向外施加相等而反向的载荷,在骨的内部产生拉应力和拉应变。例如,在单杠悬垂时上肢骨的受力。在体育运动中,张力应力性骨折常见于骨松质比例较高的部位,如第五跖骨的腓骨短肌附着点和跟骨跟腱附着点的骨折。跟骨是常发生张力性骨折的部位,常见于网球比赛、短跑运动员蹬地等,源于小腿三头肌强烈地收缩导致跟骨张力应力异常增高,超出其承受范围而发生骨折。

2.压缩载荷

压缩载荷是在骨长轴方向上,加于骨表面的向内而反向的载荷,在骨内部产生压应力和压应变。现实中,人体骨在大多数情况下承受的是压应力,如在举重时脊椎和下肢骨的受力。在临床上压缩性骨折是常见的,特别是承受重力大的腰椎,而在人群中这类骨折现象常发生于骨质疏松的中老年人。关节周围的肌肉强烈地收缩也可以导致关节压缩性骨折,如髋关节周围肌肉痉挛收缩会发生股骨头压缩性骨折。以密质骨为例,缓慢加载时,骨呈现明显的塑性变形,在较大变形后才逐渐发生裂缝并逐渐扩散,最后断裂,因为,在缓慢加载过程中骨吸收的能量多。但快速加载时,时间段内骨吸收的能量少,骨的塑性变形消失而出现脆性。

3.弯曲载荷

使骨沿着其轴线方向发生弯曲的载荷称为弯曲载荷。在弯曲载荷下,骨内凸侧会产生拉应力和拉应变,同时,骨内凹侧会产生压应力和压应变。在最外侧,压应力和拉应力最大,向内逐渐减小,在应力为零的交界处会出现一个不受力的中性轴,如在负重弯举杠铃时前臂的受力。例如,一个因股骨骨折导致膝关节僵硬的人去进行康复治疗时,因为推拿手法用力不正确,使膝关节后方的关节囊和胫骨形成一个力偶,股骨头与髋关节形成另一个力偶,当弯矩作用于股骨时,股骨就会在其最薄弱的地方发生骨折,即原来骨折的部位会再次发生骨折。

4.剪切载荷

标准的剪切载荷是一对大小相等、方向相反、作用线相距很近的力的作用,使人体骨发生错动的趋势,在骨骼内部产生剪切应力和剪切应变。

5.扭转载荷

扭转载荷是骨骼在受到外力偶的作用时所承受的载荷,会在骨的内部产生剪切应力。例如,在投掷铁饼出手时支撑腿的受力;人体头部转动时颈椎受到扭矩的作用;躯体扭转时腰椎也会受到扭转应力的作用。扭转就是载荷作用于物体造成结构体沿着轴线发生扭曲,在物体内部产生扭矩,当结构体受到扭转负荷时,整个结构体都会受到剪切应力。

（二）骨疲劳的力学性能

当人体处于不断运动的过程中,骨的受力频率增加,当这种力反复作用超过一定程度的时候,骨组织就会受到损伤,这种循环载荷下造成的骨损伤称为骨的疲劳损伤。任何材料的载荷与反复加载的交互作用可用疲劳曲线来表示。

如果载荷保持在某一水平以下,理论上来说不管载荷反复出现多少次,材料都会保持其完整性。主要因为活体骨骼具有自行修复的能力,虽然,每次骨疲劳会产生细小的裂纹,这都在骨的自我修复范围内,不会导致骨折。但骨的自行修复能力是有限的,当骨重建不能弥补骨疲劳损伤时,就会发生骨折,过度疲劳会导致永久性骨损伤。

(三) 骨折与恢复

大量的疲劳实验表明,骨疲劳损伤经历了分层、失黏、肌体发生裂纹、裂纹扩展、纤维破坏断裂、空洞形成和扩大、肌体开裂等一系列破坏过程。疲劳骨折通常发生在持续过度活动的部位,这种持续过度活动会使肌肉疲劳,收缩力降低,导致肌肉积累能量的能力和抵消应力的能力大大减弱。随之发生的骨应力分布变化使骨受到的应力会异常增高,疲劳损伤逐渐累积,最终导致骨折。

骨骼承受负载形式的多样性决定了骨折损伤发生的复杂性。依据导致骨折的外力作用特点,可将骨折划分为两种:单纯的高能量外力作用所致的急性骨折和长期反复性低能量外力作用所致的疲劳性骨折。此外,因骨质疏松引发的骨折越来越受到人们的关注。

不同载荷形式所导致的骨折形式亦不同,如从高处跌下时发生的腰椎压缩性骨折,运动性急性骨折主要是由于剪切、拉伸或者复合载荷形式下的强外力作用所致。疲劳性骨折是一种运动中常见的低应力性骨折。骨质疏松症是以单位体积内的骨量减少、骨的显微结构退化受损、骨密度变薄、骨小梁减少变疏、骨强度降低和易于骨折为主要特征的骨骼疾病。当骨受到较低的重复性载荷作用时,常可以观察到疲劳细微骨折。以皮质骨多孔增多和变薄为特征,以至于骨的脆性增高,易于发生骨折的一种全身性骨骼疾病。骨质疏松症多发生于中老年人,特别是中老年妇女。骨质疏松症在世界常见病中占第七位,同时是困扰中老年人的三大疾病之一。随着人类平均寿命的延长,人口老龄化更加明显,该病的发生率越来越高,目前全球约有2亿患者。骨质疏松症除了会引起身高变矮、驼背、腰背痛等症状外,最大的危害是骨折。

骨折发生后需要立即进行治疗,将骨折移位修复并促进骨重建,使之愈合、恢复至原有的强度和刚度。骨折治疗过程会产生骨的力学环境变化,从生物力学的观点来看,一个合理的力学环境将有利于骨折的愈合和重建,有利于骨生理功能的恢复,在骨折治疗的每一个阶段,都应该充分考虑其所处的力学环境及对骨重建的影响❶。

二、肌肉生物力学

肌肉系统主要由三类肌肉构成,即心肌、平滑肌和骨骼肌。肌肉是人体最大的组织,占体重的40%~45%。人体共有639块肌肉,成对分布于人体的左右两侧,最复杂的运动不会超过80块肌肉参与。肌肉通过分散应力吸收震荡从而保护骨骼和提供动力。

肌肉使骨骼以关节为轴进行运动与外力相互作用,以维持身体姿势和提供人体运动的动力。肌肉的这种能力不是某单一肌肉的作用,而是一个肌群乃至所有肌肉群共同作用的结果。

(一)肌肉收缩结构的三元素模型

骨骼肌结构的基本单位是肌纤维。肌纤维由大量的肌原纤维构成,肌原纤维是肌肉收缩的基本单位,外面包裹薄弱的浆膜是肌纤维膜。肌纤维膜通过肌纤维蛋白和营养不良的肋状体与肌节的Z线相连接,Z线是肌原纤维外细胞支架的一部分。肌纤维被肌肉膜包裹,而这些肌纤维构成了各种肌纤维束,或称肌束,肌束被肌膜包裹并由多个肌群组成肌肉块状结构,肌肉外面则被肌外膜包裹。

肌肉通过没有自主收缩性的肌腱与骨附着,构成了肌肉结构力学的收缩元,肌腱构成了与肌肉串联的弹性元,肌束膜、肌肉膜、肌外膜和肌纤维膜构成并联的弹性元。这三个元素是以肌肉各组成部分对肌肉活动的作用为依据,对肌肉结构进行简化得到的简化模型,即肌肉三元素模型(图1-1)。

CC是肌肉—收缩元,PEC为并联弹性元—肌外膜、肌束膜、肌肉膜,SEC为串联弹性元—肌腱,肌肉收缩所产生的肌张力通过结缔组织和肌腱转达到骨。

---

❶陈颖瑜,王会娟:《运动、营养与康复教程》,北京,北京邮电大学出版社,2017。

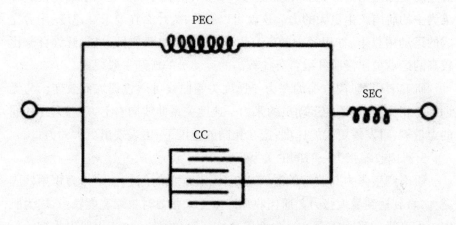

图1-1　肌肉三元素模型图

(二) 肌肉收缩的力学表现

1. 肌肉的张力—长度关系

当肌肉伸展到一定长度时,由于肌肉中结缔组织的回弹,会产生一定的被动张力,施加刺激后,又可记录到一个收缩后的张力,此张力为被动张力与肌肉主动收缩产生的张力之和,即总张力。将肌肉固定于不同的初长度进行测量,可得到被动张力和总张力与肌肉长度的关系曲线,两条曲线相减,即为主动张力与肌肉长度的关系曲线。

主动张力与肌肉长度的关系曲线表明,当前负荷逐渐增大时,它每次收缩产生的主动张力也相应地增大,但在超过某一限度后,再增加前负荷反而使主动张力越来越小,以致最后下降为零。这种肌肉收缩时产生最大张力的前负荷或初长度,称为最适前负荷或最适初长度。

2. 肌肉的张力—速度的关系

肌肉在产生最大作用力后的过程中会随着缩短速度的加快而下降,当缩短速度达到最大速度时,肌肉几乎不产生张力。但是离心收缩相反,肌肉表现出的张力会随着拉长速度的增加而增加,当达到一个临界速度的时候,肌肉力量就不会随时间的变化而变化,其肌力的大小约为静息长度时肌肉收缩产生力的1.5～2.0倍。

肌肉收缩张力—收缩速度关系曲线的形状,主要取决于肌肉中肌纤维的类型分布。单位面积上的慢肌纤维和快肌纤维的应力相同时,在最大缩短速度则相差两倍。比如,缩短速度一定时,快肌纤维为主的肌肉比慢肌纤维为主的肌肉产生更大的力。这就可以解释,为什么在要求高速度、用力完成的运动项目中,如田径中的所有短跑、投掷和跳跃项目,快肌纤维百分比较高的运动员比慢肌纤维百分比较高的运动员的成绩一般要好。

研究表明,肌肉收缩的张力—速度关系曲线可通过训练而改变。与无训练者相比,有训练的运动员的张力—速度关系曲线向右上方偏移,在相同的力量下,可发挥更大的速度;或在相同的速度下,可表现出更大的力量。

3.肌肉收缩张力—时间的关系

肌肉产生张力与收缩的时间成正比,收缩的时间越长则张力积累效应越大,直到达到最大张力。肌肉收缩产生更大张力时收缩速度较慢,因为肌肉收缩产生的张力需要经过弹性成分传到肌腱,然后才产生肌肉收缩的外在表现。例如关节运动,张力传到肌腱的时间一般要达到300毫秒,收缩速度较慢弹性成分有足够的时间把力传送到肌腱。

(三)肌肉损伤的生物力学与肌肉重建

1.肌肉损伤的生物力学

肌肉损伤包括挫伤、裂伤、撕裂、缺血、劳损、骨筋膜间隔综合征和失神经支配等。损伤会导致肌肉功能显著性下降,肌肉钝性损伤肌力下降、关节活动受限,最后可能导致骨化性肌炎、肌肉撕裂、外伤、失神经支配伤都会使肌力下降。运动训练中注意拮抗肌力量的训练是必要的。肌肉的急性缺血和骨筋膜间隔综合征可导致部分的肌肉坏死。骨筋膜间隔综合征的所有潜在病因会导致封闭性的肌肉间隔内的压力升高,如果这种压力得不到缓解,会引起多种并发症,轻者肌力减退和活动受限,重者失去整个肢体的肌力。健康的骨骼肌具有较强的自我修复能力,肌肉损伤后的自我修复与早期的新生模式相似。

2.肌肉重建

肌肉的重建过程和其他骨骼组织类似,如骨、关节软骨和韧带。肌肉在废用的情况下会萎缩,在超过平时活动强度时会肥大。对于骨折患者应加强肌肉力量锻炼。人或动物经肌肉拉伤或手术后尽早进行活动能够预防肌萎缩。当下肢固定于坚固的石膏中可导致股四头肌萎缩,而且不能通过收缩训练恢复。能进行早期活动的装置比如弹力支持带,这样肢体可在固定的同时进行活动训练,也可以缓解肌肉萎缩。

第三节 运动康复的运动心理学基础

　　人们参与体育运动,提高身体素质,强健体魄,塑造身体美的同时也培养了心灵美,不断向人类运动的极限发出挑战,一次又一次地超越自我。然而,并不是所有的人都可以挑战极限,在运动活动中经常会面对疲劳和伤病的考验。面对疲劳和伤病,有的人悲观失望,丧失信心,最终放弃;而有的人放松心态,积极乐观,配合康复治疗,最终重新进入运动赛场获得成功。促进运动康复、预防运动损伤、避免过度训练和心理耗竭,是运动心理学的重要工作和任务。

一、运动损伤的心理原因

　　运动损伤的外部原因主要是生理因素,心理因素是造成出现运动损伤的内部原因,也是根本原因。

(一) 应激反应

　　一个潜在的应激运动情境,要求运动员对任务的要求、自身的应变能力和可能的后果进行充分的认知评估。如果运动员认为情境要求超过其自身的应变能力,应激反应就会很明显。相反,如果运动员认为自己的应变能力超过情境的要求,应激反应就会非常小。应激反应是在运动员感觉到自身能力资源与情境的要求之间不平衡时产生的,它引起运动员的生理状态和注意力的选择性变化,包括肌肉紧张加剧、视野变窄及注意力分散等。每一种变化都有可能增加运动员受伤的风险。本质上说,任何导致应激反应的认知评估都会使运动员面临受伤的危险。除了一些重大生活事件,来自日常生活中的一些小的困惑和冲突也会产生或加重应激反应,并进而增加运动员在训练和比赛中运动损伤发生的危险性。之所以影响到运动损伤的发生,是因为日常冲突通常是与重大生活事件相伴的。例如,运动员来到新的运动队,通常会感到孤独。在预测运动损伤的发生方面,日常冲突要比重大生活事件的准确性高。

　　导致发生损伤的原因还有就是过去的损伤经历,运动员的损伤未恢复好很有可能造成再次损伤。同样,如果运动员生理状况复原了,但心理上未准备好重返赛场,也会造成运动员焦虑的情绪和消极的认知评估,从而加大运动损伤的可能性。

(二)人格因素

人格因素虽然不是导致运动损伤的直接因素,但它与应激源史、应对策略的资源等相互作用,可能影响运动员对压力做出的反应。这些因素包括意志的坚强性、内外控制点、合群感、竞赛特质焦虑、内部动机、自我观念以及内外向等。不幸的是,多数人格与损伤关系的研究结果并不一致,而且这些研究也在总体上给运动人格研究造成了困扰。

人格特征对运动损伤的影响是不能直接体现出来的,而是通过两个途径来表现的:一是通过对个体认知评估和生理功能的影响而导致运动损伤的发生,这个过程受年龄、性别、天气、季节、场地情况等因素影响。二是通过对其他心理变量,如生活应激、应付技巧的影响而影响运动损伤发生。

影响运动损伤发生的几个人格变量主要有焦虑、控制点和动机水平三个。

1.焦虑

焦虑是一个较为重要的变量,由于焦虑导致了运动员的肌肉紧张度的增高、注意力的紊乱,从而提高了运动员损伤的易感性。而特质焦虑则由于其具有非情境性而相对稳定的特点,使得在人格特征与运动损伤关系的研究中,成为最受关注的人格变量。越是焦虑的运动员,运动损伤的发生率就越高。当处在高焦虑水平的运动员倾向于认为焦虑对他们的运动表现有消极作用时,运动员的肌肉紧张度就有可能增高,注意力被干扰的程度就会加大,从而损伤发生的可能性也就增大。

2.控制点

运动员在面临潜在的应激运动场景时,通过对自己的动机、能力、所能利用的资源以及所处的场景等方面的认知评估而产生的应激反应是运动损伤发生的本质原因,运动员的认知评估是影响运动损伤发生的重要变量,而对个体控制点进行测量所想解释的正是个体在认知评估方面的差异。

3.动机水平

遭受严重损伤的运动员动机水平很高,女运动员尤其明显。高动机水平的运动员更可能受伤的原因是,高动机水平通常与个人对自己高标准、严要求有关,与个人的高抱负水平有关,许多运动员为了实现自己成功的欲望,或实现亲友、教练、领导等他人过高的期望,而通常在训练和比赛中忍受疼痛或过度疲劳,这就有可能导致损伤。

(三) 应付资源

应付资源是指个体用以处理应激的广泛行为及个体周围的社会关系所组成的一个资源系统。这一系统与个体如何处理日常生活中各种问题和应激相关。通常应付资源包括应对行为、社会支持、应激管理、医学缓解手段和相应的心理技能。

应对行为就是有助于运动员对付应激情景的行为,由于减少了运动员的应激反应,完善的应对行为有助于减少运动损伤的次数和严重程度。社会支持是一种重要的应对资源,有助于减弱压力反应带来的不利影响,社会支持来自很多方面,父母、朋友、教练、队友等。当应激反应较为严重时,运动员运用相同的技术作为干预认知和控制唤醒的策略来降低应激反应的影响。运动员集中注意力的心理技巧,是防止注意力紊乱和分散的有效方法。另外,有的运动员出于对利益的追求,非法使用药物、兴奋剂可以提高比赛成绩、愉悦情绪、减轻疼痛,同时会造成运动员受伤,如服用促蛋白合成类固醇,副作用就是攻击性、抑郁、焦虑和社会退缩。

二、康复过程中的心理反应

运动员在发生运动损伤后,康复过程中会产生不同的心理状态,而不同的心理状态又将直接影响到康复治疗的效果。外部环境的社会信息和内部环境的生物信息传入伤者的神经中枢后,成为心理社会因素和心理生理因素,在大脑中进行感知、分析、综合和判断,分别在心理、生理、生物化学三个层次上做出相应的有意识或无意识的行为反应。

运动损伤的程度、性质、运动项目、发生运动损伤的时间及其所处的赛季阶段等因素都会使运动员对运动损伤做出不同反应,极有可能出现心理失衡的现象,干扰运动康复方案的顺利实施。因此,教练员和其他运动领域里的工作人员应了解运动员在康复过程中有哪些心理反应,一旦发现心理失衡的征兆,就让运动员及时地向运动心理学家或其他精神卫生专业人员咨询。

(一) 情绪反应

运动损伤有可能对运动员的运动生涯造成威胁,并且运动员已经把这一运动项目当成是自己一生的事业,因此运动员在康复过程中就会面临五个阶段的悲伤反应过程：否认、恼怒、幻想、抑郁、接受。

1.否认

人们在面对困难和悲伤的时候，可能会产生对现实的曲解，运动员受伤后，最初经常以否认为保护手段，拒绝承认身体受伤。这在某种程度上是一种不自觉的行为，但是如果长时间否认就有悖于现实，会影响之后的身体康复。

2.恼怒

由于受伤已成为事实，运动员从之前的否认态度，转移到质问的态度，经常表现为愤怒的情绪状态。这是运动员对不能继续参加比赛的一种情绪反应，既苦恼又愤怒，并伴有恐慌。这也是受伤运动员特别需要关心和支持的时候。

3.幻想

幻想如果情境发生变化，自己的生活和行为就会发生改变，或者允诺一些无法实现的愿望，以此来改变已经成为不可避免的运动损伤事实，如指望伤痛将会自动消失等。但如果到一定时间后仍未能康复，受伤者必将退回到恼怒阶段，或者进入明显的抑郁阶段。

4.抑郁

当运动员最终认识到无法立即解决伤痛或肌肉、骨骼、关节损伤问题，就会变得孤僻、自我怜悯，通常回避同教练员和队友接触，产生消沉等负面情绪。

5.接受

当运动员承认并接受自己已经受伤的事实并开始计划怎样成功地重返运动场时，那么心理恢复过程也就开始了。但是，康复过程并不意味着轻松愉快，有时还会产生某些心理冲突。

（二）其他反应

1.缺乏认同感

一些运动员受伤后不再重返赛场是因为缺乏自我认同感，这对运动员来说十分重要，会严重地影响运动员的自我观念的树立。

2.害怕紧张

许多运动员在受伤后会害怕和紧张，他们担心自己是否能完全康复，担心如果再度受伤，是否会被取而代之。由于运动员受伤时不能参与训练和比赛，在大量的空闲时间里他们会为此担忧。

3.丧失自信心

运动员受伤后不能参加训练和比赛,自身的体能状况不断退化,可能会丧失自信心。如果这种反应过度严重,自信心的降低可导致动机下降、运动表现力低,甚至进一步受伤。

4.运动表现下降

由于自信心下降并失去训练时间,运动员可能会出现伤后表现下降的现象。许多运动员伤后难以降低他们的期望,他们可能期待自己重新恢复到受伤前的水平❶。

三、运动损伤康复的心理干预手段

(一) 普及损伤和康复的相关知识

当运动员初次受伤后,告诉他在康复过程中应该期待什么是很重要的,运动心理学工作者或队医应该帮助运动员以通俗的方式来理解伤势。例如,摔跤运动员锁骨骨折,队医会带一根绿色棍棒,并向他演示这根棍棒折断是什么样子,说明他将因此停赛三个月。还应该告诉他,一个月之内他的肩部会好转,如果要冒险在很短的时间内尝试恢复一些常规活动,就很有可能造成伤病反复。同时,对康复过程也要进行详细的概述。例如,队医可以告诉这位摔跤手,在两周到三周之内骑健身自行车,两个月之内可以做一些健身系列运动,而后可以进行一定的负重练习,直到他的受伤部位恢复到受伤前的功能水平,才可以重返训练场。

(二) 进行积极的思维训练

积极思维训练是建立在自我内心谈话可对个体行为产生影响这一心理学机制上,当运动员感到受伤部位的疼痛或发觉康复治疗效果不明显时,就有可能出现消极、悲观的情绪,而对自己说一些自暴自弃的话,这样运动员就难以坚持康复训练。通过积极的思维训练,运动员将获得心理上自我控制,在面临不利情况时,采用积极思维方法,对自己多说一些鼓励的话,对运动员损伤的康复起到积极促进作用,缩短运动员对康复治疗由排斥到接受的过程,缩短从损伤到恢复、重返赛场的时间。

(三) 建立相互信任的关系

运动员或锻炼者受伤之后,通常产生怀疑、悲伤、生气、困惑的心理体

---

❶游国鹏:《运动康复干预研究》,北京,中国商务出版社,2018。

验,并且十分脆弱。这些情绪可能使想帮助他们的人难以与之建立信任关系。在这个时候努力去理解受伤者的情绪感受,让受伤的人感到有人在情感上支持他们并和他们站在一起,对他们很有帮助。当运动员受伤的新鲜感逐渐减弱时,他们感到自己正在被人淡忘,用探视、电话慰问的方法显示对他们的关心特别重要。在建立亲密关系时,应注意不要表现出对运动员的迅速康复过于乐观,而要持积极肯定的态度并强调团队的帮助。

(四) 设置康复目标

设置目标有助于运动员发挥心理能量,将注意力指向当前的活动任务,增强自信心,降低认知焦虑,形成较现实的期望和最佳的心理状态。因此,队医应帮助运动员制订相应的恢复期训练计划,要求受伤运动员设置实际和易于达到的目标。通过对阶段性目标的实现,使运动员认识到康复方法有效果,只要坚持下去,一定很快就会恢复。设置目标时,应注意到短期目标与长期目标、特殊目标和一般目标、容易目标和困难目标、行为目标与结果目标的区别。

(五) 平和应对伤病复发

人体恢复的速度各有不同,伤病的复发也并非罕见。所以,使运动员做好准备来应对伤病复发特别重要。为此,运动心理学工作者或队医应该在建立信任关系的阶段就提醒受伤运动员,伤病有可能随时复发。同时,应鼓励运动员对康复过程保持积极态度、平和应对,复发是正常的,因此不必惊慌,也不必气馁。康复的目标也需要定期评估和修改。此外,还应帮助运动员学会应对复发技巧并鼓励他们在伤病复发时告诉重要的人。通过与重要的人讨论自己的感受,运动员可以获得必要的社会支持。

第四节 运动康复的运动营养学基础

运动系统疾病包括四肢、脊柱的骨骼、肌肉以及神经的疾病和创伤,随着医疗科学技术的发展,运动系统疾病的康复,从技术手段层面得到了广泛的进步发展,同时,为了维持运动员的运动能力和促进运动后身体功能的快速恢复,运动员及时补充各种营养物质是非常重要的环节。科学合理地进行运动营养补充是促进运动性疲劳的恢复以及运动损伤康复的重要手段。

一、运动员日常需要的营养素

(一) 营养素

食物中经过消化、吸收和代谢能够维持生命活动的物质称为营养素,大致可以分为七类:矿物质、脂肪、蛋白质、维生素、碳水化合物、水和膳食纤维。这七类营养素是人体生长、健康和存活的必需物质,食物中缺乏或者比例不当会造成人体特异性缺乏病,严重的还会导致死亡。人体的生长状况和缺乏症与营养素的摄入量密切相关。这些营养素分布于各种食物之中,在体内发挥重要的作用,只有广泛摄取各类食物才可得到。

(二) 能量

运动员的能量代谢主要取决于运动强度、频度和持续时间三个要素,同时也受到运动员的体重、身高、年龄、营养状况、精神状态和训练时投入用力程度等因素的影响。肌细胞产生肌力的过程中伴随着能量消耗,衡量这种代谢能的国际单位是焦耳。在营养学中,食物所包含的能量通常用卡或千卡表示。

(三) 食物分组

食物是人类获得能量和各种营养素的基本来源,是人类赖以生存、繁衍的物质基础。食物包括动物性食物和植物性食物两大类。根据能量含量和所含营养素的特点,同一类别中的食物因含有相似的能量是可以互换的,按每份可提供90千卡能量的食物,各类食物的交换重量不同(表1-1)。

表1-1 每份可提供90千卡能量的食物表

类别	每份重量(g)	蛋白质(g)	脂肪(g)	碳水化合物(g)	主要营养素
谷薯类	25	2	—	20	碳水化合物,维生素
蔬菜类	500	5	—	17	无机盐,维生素
水果类	200	1	—	21	膳食纤维
大豆类	25	9	4	4	蛋白质

类别	每份重量(g)	蛋白质(g)	脂肪(g)	碳水化合物(g)	主要营养素
奶类	160	5	5	6	蛋白质
肉蛋类	50	9	6	—	
硬果类	15	4	7	2	脂肪
油脂类	10	—	10		

二、营养与运动能力

(一)营养与血红蛋白

血红蛋白是高等生物体内负责运载氧的一种蛋白质,存在于红细胞内,红细胞的功能主要由血红蛋白完成。血红蛋白除作为血液缓冲物质发挥作用外,其主要功能在于携带氧气和二氧化碳,并对酸性物质起缓冲作用。运动员血红蛋白的理想参考值为:男子运动员不低于150克/升,女子运动员不低于130克/升。

膳食中应注意加强含铁、蛋白质、维生素C、B_{12}叶酸的食物补充,充分保证造血物质的每日摄入量。上述成分含量高的食物有:动物肝脏和血、牛奶、蛋黄、豆制品、绿色蔬菜、海带、紫菜、黑木耳等。

补充抗氧化作用的营养品,从营养上补充和增加机体的抗氧化能力显得十分重要。例如,番茄红素、维生素C、维生素E等营养品,能增强红细胞膜的抗氧化性能,减少红细胞的破坏。也可选择具有一定抗氧化能力的天然食品,如猕猴桃、生大蒜、洋葱等。

(二)营养与免疫力

免疫系统可以说是我们体内抵御疾病的最好武器,在免疫组织和疾病抗体共同作用下,免疫系统可以帮助我们预防各种疾病。免疫系统也需要不断地吸收各种营养才能保持正常运转,身体处于康复阶段,免疫力比较低,运动员需要获得良好的营养饮食补充。一些微量元素,如锌、硒、铁、铜、维生素B、维生素A、维生素C和维生素E的缺乏,会改变人体的免疫系统功能。因此,在日常饮食中,我们要尽可能地补充各种微量元素,以保证免疫系统的正常运转。例如,牡蛎和螃蟹富含硒,可以降低身体缺硒而患膀胱、乳腺、结肠、直肠、肺和前列腺癌的风险;酸奶中含有嗜酸乳杆菌和双歧杆菌两种益生菌,可以帮助身体增加白细胞的数量,抵抗疾病;绿茶中的茶氨酸可以促使淋巴细胞释放抗菌物质,还有助于促进新陈代谢;橙子、猕猴桃和柿子椒中含有大量的维生素C,且橙子能够帮助身体产生抗体和白细胞❶。

(三) 抗氧化营养物质

氧气是生命的基础,我们生命基本上是一部氧化与还原的循环机器,在正常的人体生命活动中,可以产生许多自由基。运动时体内氧摄取和消耗增大,体内自由基成比例增加,长时间大强度的运动会消耗体内的抗氧化物质,自由基产生过多而没有被体内的抗氧化物质中和,就可能导致细胞受损。

补充抗氧化剂以对抗运动中生成的大量自由基是延缓运动性疲劳的发生、促进运动后疲劳的消除和身体功能恢复的重要手段之一。补充外源性抗氧化剂,控制和降低运动性内源自由基生成及脂质过氧化方面的作用已经得到证实。目前体育界比较常用而且有效的抗氧化剂有:维生素E、维生素C、谷氨酰胺和谷氨酰胺肽、β胡萝卜素、辅酶Q、番茄红素、螺旋藻类产品等。抗氧化剂的补充最为重要的形式是食物中的补充,当食补满足不了需要时才应以添加补剂的形式补充(表1-2)。

表1-2　目前体育界应用的抗氧化剂

抗氧化剂营养品	具有抗氧化能力的天然食品及中药
维生素C、维生素E	猕猴桃、柑橘
番茄红素	番茄、山楂、大枣等水果
β胡萝卜素	生大蒜、辣椒
辅酶Q	胡萝卜等蔬菜
螺旋藻类产品	丹参、知母宁
谷氨酰胺及谷酰胺肽胶囊	黄芪等中药

三、各类营养品的合理使用

目前,补充运动营养品在运动队很普遍甚至有些盲目,部分运动员过分依赖营养品,而忽视正常的膳食和科学训练。有的运动员在营养品食用方法上不科学、缺乏专项及个性化特点,这些都给运动员的身体健康和运动功能带来负面影响。营养品补充的效果依赖于膳食平衡、训练状态、功能状

---

❶王广兰,汪学红,柳华,等:《运动营养学》,武汉,华中科技大学出版社,2017。

态、心理及精神状态、技战术等。重视基础膳食，不要过分依赖对营养品的补充，如果膳食营养很合理，身体功能状态较好，可不必服用营养品。运动员若是出现过度训练及身体功能失调、运动损伤时，如体重逐渐下降、晨脉增加、睡眠紊乱、食欲下降等，运动员和科研人员可考虑从膳食营养及营养品补充等方面采取措施。因此，使用营养品时应遵循专家或队医、科研人员的建议，了解营养品的服用时间、剂量、机体对营养品的反应和耐受情况，随时掌握生理生化指标，了解服用的效果。

第二章 运动康复基本治疗手段与方法

第一节 关节活动训练法

一、被动训练

被动训练主要有以下方法:①患者要采用放松、舒适的体位,使肢体充分放松。②根据病情来确定运动顺序。对于促进瘫痪肌的恢复,可以按照从近端到远端(如肩到肘,髋到膝)的顺序进行训练;而促进肢体血液和淋巴回流,可以采用从远端到近端(如手到肘,足到膝)的顺序。③固定肢体近端,托住肢体远端,避免替代运动。④动作要柔和、缓慢、有节律、平稳,避免冲击性运动和暴力。⑤在无痛范围内进行操作,逐渐增加活动范围,以避免损伤。⑥用于增大关节活动范围的被动运动可出现酸痛或轻微的疼痛,但可耐受。⑦不应引起肌肉明显的反射性痉挛或训练后持续疼痛。⑧由单关节逐步向多关节过渡,既要有单方向的,同时还要有多方向的被动活动。

二、主动—辅助关节活动度训练

(1)由治疗师或患者健侧肢体通过徒手或通过棍棒、绳索和滑轮等装置帮助患肢主动运动,兼有主动运动和被动运动的特点。

(2)训练时,助力可提供平滑的运动;助力常加于运动的开始和终末,并随病情好转逐渐减少。

(3)训练中应以患者主动用力为主,并做最大努力;任何时间均只给予完成动作的最小助力,以免助力替代主动用力。

(4)关节的各方向依次进行运动。

(5)每一个动作要重复10~30次,每天2或3次❶。

---

❶许胜,刘建英,钟海潮:《关节活动训练器对中重度阿尔茨海默病患者肢体挛缩的疗效研究》,中国基层医药,2021,28(9),1392-1395。

三、主动关节活动度训练

(一) 肩关节的主动运动

1.肩关节屈曲

体位:坐位、立位、仰卧位、侧卧位,肩关节无外展、内收、旋转,保持前臂中立位,手掌朝向体侧。

运动范围:0°~180°。

运动方式:沿冠状轴在矢状面,上肢向前上方运动,固定肩胛骨,防止出现代偿运动。

代偿运动:躯干伸展,肩关节外展。

2.肩关节伸展

体位:坐位、立位、侧卧位,肩关节无外展、内收、旋转,保持前臂中立位,手掌朝向体侧。

运动范围:0°~60°。

运动方式:在矢状面,上肢向后、上方运动,固定肩胛骨,防止代偿运动。

代偿运动:肩胛骨前倾上抬、外展。

3.肩关节外展

体位:坐位,肩关节中立位,外展到90°时掌心向上,使肱骨充分外旋。

运动范围:0°~180°。

运动方式:沿矢状轴运动,固定肩胛骨。

代偿运动:肩胛骨上抬(耸肩),肩关节外旋、屈曲,躯干向对侧屈曲。

4.肩关节内收

体位:坐位,肩关节屈曲、伸展均成0°位,肱骨充分外旋。

运动范围:当肩关节处于20°~45°屈曲位,上肢做内收运动时运动范围0°~45°。

运动方式:沿矢状轴运动,应固定肩胛骨。

5.肩关节内旋

体位:坐位、仰卧位、俯卧位。肩关节外展90°,肘屈曲90°,前臂旋前并与地面平行。

运动范围:0°~70°

运动方式:前臂在矢状面向下肢的方向运动。固定肱骨远端,防止肩胛骨上抬和外展。

代偿运动:躯干屈曲,肘关节伸展,肩胛骨上抬、外展。

6.肩关节外旋

体位:坐位、仰卧位、俯卧位。肩关节外展90°,肘屈曲90°,前臂旋前并与地面平行。

运动范围:0°~90°。

运动方式:前臂在矢状面上沿冠状轴向头部方向运动,注意固定肩胛骨。

代偿运动:躯干屈曲、肘关节伸展、肩胛骨下撤、内收。

7.水平外展

体位:坐位,肩关节屈曲90°。

运动范围:0°~90°。

运动方式:肱骨沿垂直轴在水平面上向后移动。

代偿运动:躯干旋转或屈曲。

8.水平内收

体位:坐位,肩关节屈曲90°。

运动范围:0°~45°。

运动方式:上肢沿垂直轴在水平面上做过中线运动。

代偿运动:躯干旋转。

（二）肘关节

1.屈曲

体位:坐位或仰卧位,上肢紧靠躯干,肘关节伸展,前臂中立位。

运动范围:0°~150°。

运动方式:在矢状面上前臂沿冠状轴向前做接近肱骨方向的运动。

代偿运动:肩关节屈曲。

2.伸展

体位:坐位,上肢紧靠躯干,肘关节伸展,前臂中立位。

运动范围:0°。

运动方式:在矢状面上前臂沿冠状轴向后做远离肱骨方向的运动。

代偿运动:肩关节伸展。

3.旋前

体位:坐位,上臂紧靠躯干,屈肘90°,前臂中立位。

运动范围:0°~80°。

运动方式:在水平面上,以垂直轴为轴,进行拇指向内侧、手掌向下的运动,上臂紧靠躯干,防止肩关节代偿。

代偿运动:肩关节外展、内旋。

4.旋后

体位:坐位,上臂紧靠躯干,屈肘,前臂中立位。

运动范围:0°~80°。

运动方式:在水平面上,以垂直轴为轴,进行拇指向外侧、手掌向上运动。

代偿运动:肩关节内收和外旋。

5.复合动作

旋前或旋后位下的屈曲或伸展,屈曲或伸直位下的旋前或旋后。

(三)腕关节

1.屈曲

体位:坐位,肘关节屈曲90°及手指屈曲,以免影响腕关节的活动。

运动范围:0°~80°。

运动方式:手掌在矢状面上沿冠状轴向前臂屈侧靠近。

代偿运动:腕关节桡偏或尺偏。

2.伸展

体位:坐位,肘关节屈曲90°,前臂尺侧置于桌面上,手指轻度伸展。腕关节不得出现桡偏、尺偏及手指屈曲,以免影响腕关节的活动。

运动范围:0°~70°。

运动方式:在矢状面上沿冠状轴,手掌向前臂伸侧靠近。

代偿运动:腕关节桡偏或尺偏。

3.桡偏

体位:坐位,掌心向下置于桌面上,手指轻度伸展。

运动范围:0°~25°。

运动方式:手掌冠状面沿矢状轴运动,向桡侧屈曲。

代偿运动:腕关节伸展。

4.尺偏

体位:坐位,掌心向下置于桌面上,手指轻度伸展。

运动范围:0°~30°。

运动方式:手掌在冠状面沿矢状轴运动,向尺侧屈轴。

代偿运动:腕关节屈曲。

(四) 拇指

1.腕掌关节的屈曲

体位:坐位,前臂和手放在桌面上,成中立位。

运动范围:0°~15°。

运动方式:拇指在冠状面,贴近手掌划过的运动。

2.腕掌关节的外展

体位:坐位,前臂和手放在桌面上,成中立位。

运动范围:0°~70°。

运动方式:拇指矢状面,远离手掌方向的运动。

(五) 手指包括掌指关节、近端指间关节、远端指间关节

1.屈曲

体位:坐位,腕关节中立位,前臂放在桌面上。

运动范围:0°~90°。

运动方式:掌指关节的矢状面运动。

2.伸展

体位:坐位,腕关节中立位,前臂放在桌面上,手指无内收、外展。

运动范围:0°~45°。

运动方式:矢状面运动。

(六) 髋关节

1.屈曲

体位:仰卧位,躯干无侧弯,髋关节无内收、外展、内旋、外旋。

运动范围:0°~125°。

运动方式:沿冠状轴的矢状面运动,先完成抬高下肢,膝关节屈曲。

代偿运动:腰椎屈曲,注意固定骨盆,防止躯干的代偿运动。

2.伸展

体位:俯卧位,躯干无侧弯,髋关节无内收、外展、内旋、外旋,膝关节伸展位。

运动范围:0°~30°。

运动方式:沿冠状轴的矢状面运动,髋关节向背侧后伸。

代偿运动:腰椎伸展,注意固定骨盆,防止出现前倾和旋转。

3.外展

体位:仰卧位,髋关节无屈曲、伸展、旋转,膝关节伸展位。

运动范围:0°~45°

运动方式:沿矢状轴做冠状面的运动,下肢远离对侧肢体。

代偿运动:髋关节外旋。

4.内收

体位:仰卧位,髋关节无屈曲、伸展、旋转,膝关节伸展位。

运动范围:0°~30°

运动方式:沿矢状轴做冠状面运动,下肢做过中线动作。

代偿运动:髋关节内旋。

5.内旋

体位:坐位,髋关节屈曲90°,无外展、内收;膝关节屈曲90°。将毛巾卷成筒状,置于股骨远端。双手固定于诊查床边缘。

运动范围:0°~45°。

运动方式:小腿在水平面沿垂直轴运动,做远离中线动作。

代偿运动:髋关节内收。

6.外旋

体位:坐位,髋关节屈曲90°,无外展、内收;膝关节屈曲90°置于诊查床边缘。将毛巾卷成筒状,置于股骨远端。双手固定于诊查床边缘。

运动范围:0°~45°。

运动方式:小腿在水平面沿垂直轴运动,做过中线动作。

代偿运动:髋关节外展。

(七)膝关节

屈曲与伸展。

体位:仰卧位,髋关节屈曲同时膝关节屈曲,伸展髋、膝关节回到中立位。也可以俯卧位,单独完成膝关节屈伸的主动活动。

运动范围:0°~135°。

运动方式:沿冠状轴做矢状面的运动。

(八)踝关节

1.背屈

体位:坐位,膝关节屈曲90°,踝关节中立位,无内翻及外翻。

运动范围:0°~20°。

运动方式:沿冠状轴在矢状面上完成足尖从中立位靠近小腿的动作,注意膝、髋关节的代偿运动。

2.跖屈

体位:坐位或站立位,膝关节屈曲90°,踝关节中立位,无内翻及外翻。

运动范围:0°~50°。

运动方式:在矢状面上完成足尖从中立位向足底方向的运动。

3.内翻

体位:坐位,膝关节屈曲90°,髋关节无内收、外展及旋转。

运动范围:0°~35°。

运动方式:冠状面运动,即踝关节的外旋、内收、跖屈的复合运动。

4.外翻

体位:坐位,膝关节90°屈曲,髋关节无内收、外展及旋转。

运动范围:0°~15°

运动方式:组成踝的诸关节共同完成的内旋、外展、背屈的组合运动。

第二节 肌肉力量康复技术

一、负荷强度训练

负荷强度由于肌肉力量训练的目标不同而存在一定的差异,高强度的负荷有助于提高肌肉力量,低强度的训练负荷能够有效增强肌肉耐力。

二、训练量化

在肌肉力量训练过程中,训练负荷可以通过很多种方法进行量化,如对同一动作进行反复的练习。

三、运动频率

每周至少进行一次训练,最多每两天进行一次训练。

四、肌力协调性训练

肌力协调性是指肌肉相互之间的配合功能。运动项目不同,参与运动的主要肌肉群也是不同的。根据运动专项技能,选择适当的时机来增加该专项运动的基础肌力训练项目。只有将项目训练与实际结合起来,才能更好地实现增进肌力协调性训练的目标。

五、超负荷训练

采用比平时高的训练总量,来促使肌肉力量得以有效增加,强壮肌肉。最常用的方法就是增加负荷强度,即增加阻力和力量,增加次数,即增加同一重量负荷之下的连续次数,用IRM计算,即仅能完成1次的最大负荷。

六、增强髋部肌群肌力

第一,患者取侧卧位,患腿在上,健腿在下,治疗人员面向患者站立,用两手托起患腿至水平位,然后让患者做主动的全范围屈髋动作。

第二,患者取侧卧位,患腿在上,健腿在下,用一滑板托起患腿至水平位,然后让患者做主动全范围屈髋动作。

第三,患者取仰卧位,下肢屈髋、屈膝,治疗者面向患者站立,双手将下肢托起,屈髋、屈膝90°。下方手托住足跟及踝关节,上方手放在大腿远端,向足的方向施加阻力。

七、增强内收肌群肌力

第一,患者处在仰卧位,健腿往健侧外展,并伸直患腿,通过使用滑板将患腿托到水平位,然后让其主动在滑板上全范围地内收髋。

第二,患者处在侧卧位,使患腿在下并伸直,术者站在其侧面用双手托起健肢至外展位,然后让其主动全范围地抗阻内收髋,或站立位做全范围的抗阻内收髋[1]。

八、增强髋外展肌群肌力

第一,患者处在仰卧位,伸直两腿,让患者主动进行全范围的外展髋。

第二,患者处在侧卧位,使患腿在上并伸直,然后让其主动全范围外展髋,或站立位做全范围外展髋。

九、增强髋后伸肌群肌力

第一,患者处在卧位,健腿在下,患腿在上,术者站在患者身后,用两手托起患腿至水平位,然后让患者做主动的全范围伸髋动作。

---

[1] 张文静:《不同固定抗阻训练方式对腘绳肌肌肉力量和表面肌电信号的影响》,苏州,苏州大学,2020。

第二,患者处在俯卧位,伸直下肢,并进行全范围伸髋动作。

十、增强膝部肌群肌力

第一,患者处在侧卧位,伸直两腿,使患腿在上,进行主动外展运动。

第二,患者处在侧卧位,伸直两腿,使患腿在上,通过使用滑板将患腿小腿托到水平位,然后使其在滑板上主动进行全范围屈膝。

十一、增强伸膝肌群的肌力

第一,患者处在侧卧位,健腿在下并伸直,患腿在上,术者面向患者站立,并用双手将患侧小腿托起至水平屈曲位,然后让其主动全范围伸膝。

第二,患者处在坐位,进行全范围的伸膝动作,可以在小腿远端放置沙袋,进行抗阻训练。

十二、增强踝内、外翻肌群肌力

第一,患者仰卧,双下肢伸直,做全范围的踝内、外翻动作。

第二,坐位或站立位,让患者主动做全范围的踝内、外翻动作。

第三,仰卧,双足分开,将弹力带绕在双足上并绷紧,训练时一足固定,另一足做外翻或双足同时外翻。

十三、增强踝部背伸肌群的肌力

第一,使患者处在卧位或坐位,进行全范围的踝背伸动作。

第二,将弹力带放在足背,两端固定在远端,做全范围背伸踝的动作。

第三节 核心区稳定训练法

一、核心区稳定的基本训练方法

(一) 腹横肌训练

动作目的:募集腹横肌。

主要参与肌肉:腹横肌。

动作要点:动作1:患者仰卧位,屈髋屈膝,双脚支撑地面,骨盆中立位。在正常呼吸、呼气的同时,将肚脐拉向脊柱,停留3~5秒,然后还原,重复动作。

动作2:双手、双膝四点支撑跪位,下颌微收,脊柱和骨盆处于中立位。在正常呼吸、呼气的同时,将肚脐拉向脊柱,停留3~5秒,然后还原,重复动作。可将一侧手臂或下肢抬起,以增加难度。

(二) 背肌训练

动作目的:募集臀大肌、脊柱深层稳定肌。

主要参与肌肉:臀大肌、脊柱深层肌肉、竖脊肌、腹横肌。

动作要点:患者俯卧位,臀大肌收紧,后背肌群收紧,将胸部和双腿抬离地面。抬起时,肚脐拉向脊柱,维持动作3~5秒,然后还原,重复动作。

注意:脊柱伸展幅度不要太大,保持正常呼吸,抬起时呼气,还原时吸气。

(三) 旋转肌训练

动作目的:提高核心部位斜向旋转稳定性。

主要参与肌肉:腹横肌、腹外斜肌等。

动作要点:患者仰卧,屈髋屈膝,双脚支撑。双手相握,一侧肩部抬起的同时,卷曲脊柱,手伸向对侧腿,同时腹肌用力将肚脐拉向脊柱。维持动作3~5秒,然后还原,重复对侧动作。随着患者动作水平提高,逐渐延长保持时间[1]。

二、瑞士球核心稳定性训练

(一) 俯卧伸展训练

动作目的:强化核心部位矢状面及水平面内稳定性。

参与肌肉:臀大肌,脊柱深层肌群等。

动作要点:俯卧于瑞士球上,臀部收紧,腹部收紧,背部收紧。尽可能长时间地维持该动作,保持正常呼吸。

(二) 侧卧臂支撑训练

动作目的:提高核心部位冠状面内稳定性。

参与肌肉:腹斜肌、髋外展肌肉等。

动作要点:侧卧以前臂支撑,双脚放于瑞士球上。踝、髋、肩位成一条直

---

[1]屈萍.《核心稳定性力量训练》,武汉,中国地质大学出版社,2011。

线,骨盆中立位。身体保持平直,尽可能长时间地维持该动作,保持正常呼吸。

(三)仰卧位蹬球训练

动作目的:提高核心部位在矢状面内的稳定性及力量,提高膝、踝关节稳定性。

参与肌肉:背肌、臀大肌、腘绳肌等。

动作要点:仰卧,双臂置于体侧,双脚并拢放于瑞士球上。收紧臀大肌,抬起臀部离开地面,使膝、髋、肩成一条直线。收紧腹部,肚脐拉向脊柱。保持3～5秒,然后还原,重复动作。

注意:动作中保持正常呼吸。

(四)俯卧瑞士球外滚训练

动作目的:募集腹部肌肉及髋关节周围稳定肌。

主要参与肌肉:腹横肌、腹直肌、臀大肌、股四头肌、肩带稳定肌等。

动作要点:跪姿,瑞士球位于前臂下,保持骨盆与颈部中立位;向前滚动,滚动时髋部前移,肩关节伸展,身体成一条直线,然后缓慢返回原位。

(五)瑞士球俯卧下肢回弯训练

动作目的:募集腹肌与背肌,提高坐位稳定性。

主要参与肌肉:腹横肌、腹直肌、竖脊肌、臀肌。

动作要点:手部支撑身体,成俯卧撑姿势,瑞士球置于膝部下方或踝部。通过屈髋,降低腹部,向前滚动瑞士球。保持3～5秒,并缓慢返回。

(六)瑞士球腹部卷曲训练

动作目的:募集腹部肌肉。

主要参与肌肉:腹横肌、腹直肌、臀大肌。

动作要点:训练者将瑞士球置于腰部生理弯曲处,成架桥姿势,膝部弯曲成90°,双脚分开与肩同宽,膝、髋、肩在一条直线上。训练时躯干上抬,收紧腹部,同时保持骨盆中立位,将肚脐拉向脊柱。

注意:训练时保持瑞士球静止,同时保持正常呼吸。

增加难度:可通过改变手部放置位置增加训练难度。

(七)架桥姿势下的球上腹部斜向卷曲训练

动作目的:募集腹部肌肉。

主要参与肌肉:腹横肌、腹直肌,同侧的腹内斜肌和对侧的腹外斜肌。

动作要点:训练者双脚着地,借助瑞士球完成架桥姿势,瑞士球应位于下背部生理弯曲处,膝部保持90°弯曲,髋部伸展,手臂在前胸部处交叉放置。训练时单肩向上挺起躯干,使腹部紧张,并保持背部与瑞士球接触。保持3～5秒,并缓慢返回。

注意:训练时不应让瑞士球来回移动。

增加难度:可通过将手部置于头后,来增加训练难度。

(八) 坐姿瑞士球腹部斜拉训练

动作目的:募集腹肌与背肌,提高坐位稳定性。

主要参与肌肉:腹横肌、腹直肌、竖脊肌、臀肌。

动作要点:患者端坐于训练球之上。身体后倾,背部挺直,保持腹部紧张。单臂向外、向后伸展,躯干挺直。保持3～5秒,并缓慢收回手臂,对侧手重复上述动作。

注意:完成训练动作时瑞士球不应移动。

(九) 仰卧瑞士球腹部卷曲训练

动作目的:激活腹部肌肉。

主要参与肌肉:腹横肌、腹直肌。

动作要点:训练者仰卧于地板之上,瑞士球置于脚踝及小腿处,保持膝部呈90°弯曲,手臂于前胸处交叉。腹部用力,向上抬起躯干,直至肩胛骨离开地面。保持3～5秒,并缓慢返回。

注意:训练时不应让瑞士球来回移动。

增加难度:可通过将手部置于头后,来增加训练难度。

(十) 仰卧腹部斜向卷曲训练

动作目的:募集腹部肌肉。

主要参与肌肉:腹横肌、腹直肌,同侧的腹内斜肌和对侧的腹外斜肌。

动作要点:训练者仰卧于地板之上,瑞士球置于脚踝及小腿处,保持膝部呈90°弯曲,手臂于前胸处交叉。腹肌用力,单侧肩部带动躯干向上抬起,使躯干发生轻微扭转。保持3～5秒,并缓慢返回。

注意:完成动作时瑞士球应保持静止。

增加难度:可通过将手置于头后,来增加训练难度。

(十一) 仰卧直腿夹球训练

动作目的:募集腹肌与髂腰肌。

主要参与肌肉:锻炼腹直肌下部、腹内斜肌、腹外斜肌、髂腰肌。

动作要点:训练者仰卧,双膝轻微分开,两腿伸直,将瑞士球夹于小腿下方,两手置于体侧保持平衡。腹部紧张,保持固定,眼睛看正上方,头不动。两脚夹起瑞士球,直至大腿与地面垂直。保持3～5秒,并缓慢返回。

注意:瑞士球在双腿之间夹紧,不能来回移动。

第四节 渐进性功能训练法

一、上肢渐进性功能训练

(一) 胸大肌和三角肌前束

1.第一级:肌肉独立训练

(1)仰卧位短杠杆飞鸟

仰卧位,双膝关节屈曲,脊柱、颈部和肩胛骨保持在中立位。起始姿势为两侧肩关节屈曲90°,上臂保持在垂直位,肘关节屈曲,平稳地向体侧打开上肢,肘关节保持屈曲,到达水平位后肌群收缩,回到起始位置。

(2)仰卧位长杠杆飞鸟

仰卧位,双膝关节屈曲,脊柱、颈部和肩胛骨保持在中立位。起始姿势为两侧肩关节屈曲90°,上肢保持在垂直位,肘关节微屈。平稳地向体侧打开上肢,到达水平位后肌群收缩,回到起始位置。

2.第二级:肌肉独立抗阻训练

(1)仰卧位短杠杆抗阻飞鸟

仰卧位,双膝关节屈曲,脊柱、颈部和肩胛骨保持在中立位。起始姿势为两侧肩关节屈曲90°,上臂保持在垂直位,肘关节屈曲,双手握哑铃加阻力。平稳地向体侧打开上肢,肘关节保持屈曲,到达水平位后肌群收缩,回到起始位置。应避免上肢分开过宽。

(2)半卧位短杠杆抗阻飞鸟

半卧在倾斜支持面(倾斜的角度越大,募集到的三角肌越多),双脚平放在支持面上,腹肌收缩,脊柱、颈部和肩胛骨保持在中立位。从双上肢垂直于地面,肘关节微屈姿势开始,有控制地缓慢张开,直到上臂与胸部同一水平。收缩胸肌,回到起始位置。应避免运动范围过大,肘关节和腕关节保持伸展。

3.第三级:加入功能训练体位

(1)站立位弹力管练习

双手握交叉弹性软管,背对墙面固定点、柱子或者搭档,双足前后分开站立,处于最佳的阻力位置。手握弹性管于肩关节前方,软管置于上臂下方。从背部看,头到脚后跟保持一条直线。收缩腹肌,保持脊柱、颈部、骨盆和肩胛骨的中立位。在胸部的水平位向前推出。

(2)仰卧位瑞士球飞鸟

仰卧于瑞士球上,肩关节、颈部和头靠在球上,与整个下肢保持在平直的位置,臀肌和腹肌收缩。起始,肩关节屈曲90°,上肢垂直,肘关节微屈。慢慢打开并降低上肢,肘关节保持稳定。收缩胸肌,回到起始位置。双足并拢可能会增加训练的难度。

4.第四级:功能和阻力的联合增加

(1)坐位拉力器练习

坐在板凳上,后背无支撑。脊柱、颈部和肩胛骨保持在稳定的中立位。双上臂平举与胸同高,摆放成飞鸟的位置,将手柄分别拉向对侧,同时收缩胸肌。控制拉长的阶段,避免运动范围过大。保持肩关节下压,远离两耳,不要耸肩。

(2)站位无轨迹训练器飞鸟

背对训练器站立(使用高位滑轮,拉线交叉),下肢分立。从背部看,保持从头到脚跟的直线。膝关节自然站立。腹肌收缩,脊柱、颈部和肩胛骨保持在中立位,肘关节微屈。在胸部前面将手柄分别拉向对侧,同时收缩胸肌。控制拉长的阶段,避免运动范围过大。

5.第五级:对多个肌群增加阻力,挑战核心稳定性

(1)俯卧撑

使身体由头到足保持在一条直线上,整个身体平直,保持中立位。

(2)瑞士球上的俯卧撑

俯卧于瑞士球上,手支撑走步向前移动成俯卧撑体位,瑞士球在足背(鞋带位置)或脚趾下支撑。俯卧撑起时臀肌和腹肌收缩,身体平直,颈部在中立位。若要增加训练难度,可以令练习者一侧足支撑在瑞士球上,另一侧

悬空,完成俯卧撑。

6.第六级:加入平衡,增加功能性挑战、速度和(或)旋转运动

(1)瑞士球上的俯卧撑加下肢屈伸

俯卧于瑞士球上,手支撑向前移动成俯卧撑体位,瑞士球在足背(鞋带位置)下支撑。俯卧撑起时臀肌和腹肌收缩,身体平直,颈部在中立位。俯卧撑起后,屈曲髋关节和膝关节,并带动瑞士球前进,接着伸直髋关节和膝关节,再做俯卧撑。

(2)俯卧撑加交替转体侧展

在地板上完成一个完整的俯卧撑。撑起,转体侧展身体,由一侧上肢和脚负重支撑。停留并保持平衡,然后回到双手支撑做俯卧撑。交换到另一侧,保持骨盆、脊柱、颈部和肩胛骨在中立位,腹肌收紧。

(二) 斜方肌、菱形肌和三角肌后束

1.第一级:肌肉独立训练

(1)俯卧位短杠杆飞鸟

俯卧位,面部朝下,颈部、脊柱和骨盆在中立位,收腹。上肢外展与躯干成90°,肘关节屈曲90°。后缩肩胛骨,双上肢抬离地面。收缩斜方肌中束和菱形肌。

(2)俯卧位长杠杆飞鸟

俯卧位,面部朝下,颈部、脊柱和骨盆在中立位,收腹。上肢外展与躯干成90°,后缩肩胛骨,双上肢抬离地面。

2.第二级:肌肉独立抗阻训练

(1)坐位飞鸟

坐位,阻力点与肩同高,肩关节前屈90°抓握训练器。脊柱和颈部保持在中立位,肩关节水平后伸,收缩斜方肌中束和菱形肌,后缩肩胛骨,避免弯腰。

(2)俯卧位抗阻飞鸟

俯卧在治疗床,腹肌收缩,肋骨和髋关节与垫子相接触。保持上肢垂至躯干,后缩肩胛带,抬起上肢。在肩胛带后缩(斜方肌中束和菱形肌)时收缩三角肌后束。

3.第三级:加入功能训练体位

(1)坐位水平划船

坐位,下肢位于体前,膝关节微屈。保持脊柱和颈部在中立位,可以坐

在垫子上。将弹力管环绕于脚底后交叉,手掌向下,肘关节向外,肩关节外展80°~90°,完成水平划船运动并后缩肩胛骨。

(2)瑞士球上的俯身短杠杆飞鸟

俯卧在瑞士球上,由腹部支撑。从头到足保持平直,颈部、脊柱和骨盆在中立位。肩关节外展90°,肘关节屈曲90°。收缩斜方肌中束、菱形肌和三角肌后束,后缩肩胛骨。

4.第四级:功能和阻力的联合增加

(1)瑞士球上的俯身抗阻飞鸟

俯卧在瑞士球上,由腹部支撑。从头到足保持平直,颈部、脊柱和骨盆在中立位。肩关节外展90°,肘关节微屈,手掌向下并抓哑铃负重(可选对抗自身手臂重量)。收缩斜方肌中束、菱形肌和三角肌后束,后缩肩胛骨。

(2)滑轮单侧俯身飞鸟

双脚平行分开与肩同宽站立在滑轮单元旁边。以髋关节为轴弯曲身体,不运动侧的手可以支撑在同侧大腿上。收缩腹肌,保持脊柱和颈部在中立位。抓住滑轮手柄,完成单侧的俯身飞鸟,保持肘关节微屈,腕关节伸直,肩关节平直。通过飞鸟,进行后缩肩胛骨。

5.第五级:对多个肌群增加阻力,挑战核心稳定性

俯身抗阻划船:双脚平行站立与肩同宽,以髋为轴,保持脊柱和颈部在中立位,收腹。分四步完成一个划船动作。

扩胸,肘关节向上移动;后缩肩胛骨;放松肩胛骨;回到起始位置。

斜方肌中束、菱形肌和三角肌后束收缩参与动作。

6.第六级:加入平衡,增加功能性挑战、速度和(或)旋转运动

交替弓箭步的水平划船:固定弹力管,练习者在下肢进行交替弓箭步时,双手抓住弹力管完成一个水平(高位)划船动作,肘关节向上,肩关节外展80°~90°。注意后缩肩胛骨。

(三) 背阔肌

1.第一级:肌肉独立训练

(1)俯卧位肩关节伸展

俯卧于长凳上(可倾斜),骨盆、脊柱、颈部和肩胛骨保持在中立位,收腹。上肢放松,肩关节呈屈曲位垂直于地面。收缩背阔肌,完成双侧肩关节伸展的动作。

（2）仰卧位肩关节伸展

仰卧于长凳上，垫高双脚，以保持骨盆、脊柱和颈部在中立位。肩关节屈曲使上肢举过头顶成水平位，然后收缩背阔肌，伸展肩关节，使上肢移至垂直位。

2. 第二级：肌肉独立抗阻训练

（1）俯卧位肩关节抗阻伸展

俯卧于长凳上（可倾斜），骨盆、脊柱、颈部和肩胛骨保持在中立位，收腹。手持哑铃，上肢放松，肩关节呈屈曲位垂直于地面。收缩背阔肌，完成双侧肩关节伸展的动作。

（2）仰卧位肩关节抗阻伸展

仰卧于长凳上，垫高双脚，以保持骨盆、脊柱和颈部在中立位。手持弹力管，肩关节屈曲使上肢举过头顶成水平位，然后收缩背阔肌，伸展肩关节，使上肢移至垂直位。

3. 第三级：加入功能训练体位

（1）站位肩关节抗阻伸展

双脚分开，弓步站立，保持头到脚跟的直线。不活动侧的手支撑在同侧的大腿上。收腹，保持骨盆、脊柱、颈部和肩胛骨在中立位。肩关节平正，同时收缩背阔肌，完成肩关节伸展的动作。

（2）站位肩关节内收

在高处固定住弹力管。抓住手柄，双足分立，头到脚跟保持直线，骨盆、脊柱、颈部和肩胛骨在中立位，收腹。收缩背阔肌，上肢稍微在额面之前，完成肩关节内收的动作。

4. 第四级：功能和阻力的联合增加

（1）站位滑轮肩关节抗阻伸展

面对高位滑轮站立，双足分立，头到脚跟保持直线，骨盆、脊柱、颈部和肩胛骨在中立位，收腹。不活动侧的手放在同侧的大腿上支撑。活动侧的手抓住手柄，全范围地做肩关节伸展，收缩背阔肌，保持躯干完全直立。

（2）瑞士球上的俯卧肩关节抗阻伸展

俯卧，腹部在瑞士球上支撑，头到脚跟保持直线，将弹力管固定在墙上（高杠杆或是杠铃上），抓住手柄，肩关节屈曲。收缩背阔肌，呼气，肩关节全范围伸展,再慢慢回到起始位置。

5.第五级:对多个肌群增加阻力,挑战核心稳定性

站位前倾划船:双脚分开,与肩同宽,自然直立,收腹。脊柱和颈部在一条直线上。上体以髋关节为轴略微向前倾斜,收缩背阔肌,双侧划船,上臂紧贴身体两边,一直保持躯干稳定。

6.第六级:加入平衡,增加功能性挑战、速度和(或)旋转运动

单侧平衡站立的低位划船:单脚平衡站立在平衡垫上,收腹,骨盆、脊柱和颈部保持在中立位。将不活动侧的手放在同侧大腿上支撑。面对低位滑轮,抓住手柄在低位划船,上臂紧贴肋骨。保持肩关节水平和躯干稳定[1]。

二、下肢渐进功能性训练

(一) 股四头肌和髂腰肌

1.第一级:肌肉独立训练

(1)坐位股四头肌收缩

坐位,在练习侧膝关节下垫起一条卷起的毛巾或泡沫轴,脊柱保持在良好中立位,体重由坐骨支撑,颈部与脊柱在一条直线上。充分伸展膝关节,在和缓的运动速度下稳定地收缩股四头肌。

(2)坐位单侧膝关节伸展

坐在长凳上,脊柱、骨盆、颈部和肩胛骨在中立位,保持良好的力线。在完全的关节活动范围内缓慢伸展练习侧的膝关节,稳定地收缩股四头肌。

2.第二级:肌肉独立抗阻训练

(1)仰卧位抗阻膝关节伸展/髋关节屈曲

仰卧位,支撑侧的膝关节屈曲,脊柱、骨盆和颈部保持在中立位,收腹。两脚踝间系一条弹力带。活动侧的大腿屈曲45°,缓慢伸直膝关节,股四头肌收缩。髋关节屈曲练习采用相同体位,首先将活动侧的腿放到地板上,其次髋关节屈曲45°,最后放低下肢回到起始位置。

(2)坐位抗阻单侧膝关节伸展

坐位,脊柱、骨盆、颈部和肩胛在中立位保持良好的对齐。两脚踝间系一条弹力带。在完全的关节活动范围内缓慢伸展练习侧的膝关节,稳定地

---

[1]宋清华,胡建平,赵新平:《老年人功能训练应以低强度渐进式加量为宜》,运动,2016(20),136-137,142。

收缩股四头肌。

3.第三级:加入功能训练体位

(1)瑞士球上的坐位单侧膝关节伸展

坐在瑞士球上,骨盆、脊柱、肩胛和颈部在中立位保持良好的对齐,体重由坐骨(坐骨粗隆)支撑。保持髋部的水平和躯干的稳定,收缩股四头肌,伸展活动侧的膝关节。

(2)瑞士球靠墙蹲起

通过瑞士球靠墙站立,瑞士球的位置大约在腰部,骨盆、脊柱、肩胛带和颈部在中立位保持对齐。将双足置于离墙足够远的位置,以使蹲起时膝关节弯曲不超过90°;双足分开与肩同宽,膝关节朝向第二脚趾尖的方向。下蹲时,不允许髋关节低于膝关节。

4.第四级:功能和阻力的联合增加

(1)瑞士球上的坐位抗阻膝关节伸展

坐在瑞士球上,骨盆、脊柱、肩胛和颈部在中立位保持良好的对齐,体重由坐骨(坐骨粗隆)支撑,脚踝间系一条弹性带。保持髋部的水平和躯干的稳定,伸展活动侧的膝关节,收缩股四头肌。

(2)单侧站立的抗阻膝关节伸展

骨盆、脊柱、肩胛和颈部在中立位保持良好的对齐站立。支撑侧的膝关节微屈髋部保持水平、收腹,脚踝间系一条弹性带。活动侧的髋关节屈曲,膝关节伸直和弯曲,收缩伸膝肌群和屈髋肌群,保持躯干稳定。

5.第五级:对多个肌群增加阻力,挑战核心稳定性

(1)训练器上的大腿蹬伸

坐(或躺)在训练器上,骨盆、脊柱、肩胛和颈部保持良好的对齐。腹肌保持收缩,屈髋屈膝。呼气,同时平缓地伸展髋关节和膝关节,收缩股四头肌、臀肌和腘绳肌。

(2)持壶铃半蹲

髋关节外旋(即向外转)站立,足尖与膝关节指向同一方向,双足间距离比肩稍宽,骨盆、脊柱、肩胛带和颈部保持在中立位,收腹。双手持壶铃。两侧膝关节屈曲,朝第二脚趾的方向蹲下,注意不要让膝关节超过脚尖(如果发生这种情况,横向迈步使双脚距离加大)。返回到起始位置,收缩股四头肌、臀肌、腘绳肌和内收肌。

6.第六级:加入平衡,增加功能性挑战、速度和(或)旋转运动

(1)蹲起至推举过头顶

双足分开与髋或肩同宽站立,骨盆、脊柱、肩胛和颈部在中立位对齐;手持杠铃横放于肩部,不接触颈部。下蹲,以髋关节为轴,保持骨盆、脊柱和颈部在中立位,同时收腹。髋部和尾椎骨向后移动使膝关节始终位于足尖之后。回到起始位置,收缩股四头肌、臀肌和腘绳肌。同时向上推举杠铃超过头顶。保持躯干稳定。

(2)瑞士球上的弓箭步蹲起

后脚放在瑞士球的中心上站立,同侧手握持哑铃,对侧手握持平衡棒或扶墙以支撑体位。骨盆、脊柱、肩胛和颈部始终保持在中立位。进行弓箭步蹲起,同时后侧脚在瑞士球上向后滚动,前侧膝关节屈曲不超过90°。保持髋部和肩部水平正直,收腹。

(二)腘绳肌和臀大肌

1.第一级:肌肉独立训练

(1)仰卧收臀

仰卧位,双膝屈曲,双足平放在地板上。骨盆、脊柱、肩胛和颈部在中立位,收腹。收缩臀部肌肉,保持后背中部紧贴地板,同时呼气。

(2)俯卧髋关节伸展

俯卧位,骨盆、脊柱在中立位,颈部和脊柱在一条直线上,前额向下。保持髋部水平贴于垫子上,收腹。收缩臀肌和腘绳肌,练习侧髋关节伸展,可以在髋关节伸展的同时屈曲膝关节增加难度。回到起始位置,保持髋部水平和背部不动。

2.第二级:肌肉独立抗阻训练

俯卧抗阻膝关节屈曲:俯卧位,骨盆和脊柱在中立位,颈部和脊柱在一条直线上,前额向下,两脚踝之间系一条弹性带。保持髋部向下和水平,收腹。收缩臀肌和腘绳肌,练习侧髋关节伸展,可以在髋关节伸展的同时屈曲膝关节增加难度,回到起始位置,保持髋部水平和背部不动。

3.第三级:加入功能训练体位

(1)肘膝位髋关节伸展

肘膝位四点支撑起始,骨盆和脊柱在中立位,头部、颈部与脊柱保持在一条直线上,同时保持腹部收紧。练习侧膝关节维持屈曲状态下进行练髋

关节伸展,同时保持髋部水平和脊柱完全不动,自始至终收缩腘绳肌和臀肌。

（2）站位髋关节伸展

单脚站立,支持侧的膝关节自然直立,骨盆、脊柱、肩胛和颈部在中立位,收腹。手持平衡棒、扶手或墙以支持体位。练习侧的下肢向后进行髋关节伸展,同时保持髋部水平,背部和躯干不动。

4.第四级:功能和阻力的联合增加

（1）站位抗阻髋关节伸展

单脚站立,支撑侧的膝关节自然直立,骨盆、脊柱、肩胛和颈部在中立位,收腹,两脚踝间系一条弹性带。活动侧的下肢向后伸髋或屈膝,同时保持髋部水平、背部和躯干不动。

（2）瑞士球上的仰卧膝关节屈曲

仰卧位,脚后跟放在瑞士球上。抬起臀部形成平板体位,骨盆和脊柱在中立位,臀肌和腹肌收缩,颈部在地板上伸展和放松。保持髋部水平,屈膝并用脚跟向臀部滚动瑞士球,收缩腘绳肌,伸直双腿,保持平板体位和躯干稳定。

5.第五级:对多个肌群增加阻力,挑战核心稳定性

前平举站位髋关节伸展:单脚站立,支撑侧的膝关节自然直立,骨盆、脊柱、肩胛和颈部在中立位,收腹,两脚踝间系一条弹性带。活动侧向后髋关节伸展,保持髋部水平、背部和躯干不动。同时两侧上肢完成前平举,保持肩胛骨下降和颈部伸展。

6.第六级:加入平衡,增加功能性挑战、速度和（或）旋转运动

瑞士球上的俯卧抗阻髋关节伸展:将瑞士球置于长凳上,练习者俯卧于长凳上的瑞士球,瑞士球的位置在下腹和髋部;双手抓住长凳:保持骨盆、脊柱、肩胛和颈部在中立位,髋部水平。两侧髋关节伸展,收缩腘绳肌和臀肌,可以利用滑轮、弹性带或同伴徒手施加阻力进行抗阻练习。

三、躯干渐进性功能训练

（一）腹部肌群

1.第一级:肌肉独立训练

（1）卷腹

仰卧,双脚放在长凳上使腰部压力最小化。躯干卷曲30°~40°,头部、

颈部和脊柱保持在一条线上。

(2)斜卷腹

仰卧,双脚放在长凳上使腰部压力最小化。躯干卷曲30°~40°,移向对角线方向运动,即肋部向对侧髋部移动。保持髋部和腿部不动,头部、颈部和脊柱在一条线上。

2.第二级:肌肉独立抗阻训练

(1)增加难度的卷腹

仰卧,双脚放在长凳上或悬空,膝关节屈曲。双手放在耳或头舌以增加杠杆长度,可以稍稍增加练习的难度。躯干卷曲30°~40°,头部、颈部和脊柱在一条线上,下颌和胸部保持一拳的距离。

(2)极限卷腹

仰卧,双脚悬空,双手放在耳或头后。脊柱两端一起卷曲,使胸廓和骨盆相互靠近。保持头部、颈部和脊柱在一条线上,避免腿部摇晃。保持髋关节屈曲角度,同时进行脊柱屈曲以训练腹直肌。

3.第三级:加入功能训练体位

由于在站位或坐位很难简单地训练到腹部肌群,所以腹部主要运动肌群的渐进性功能训练不包括第三级。只有一些特殊的情况,如妊娠3个月之后的孕妇,不适合在仰卧位进行练习,可以选择无阻力的站位练习。

4.第四级:功能和阻力的联合增加

(1)滑轮上的跪位卷腹

从颈部两侧握住绳子或布带。跪立并保持髋部、腿部和骨盆的稳定。进行脊柱屈曲运动,使肋骨向骨盆方向运动。呼气时收缩腹壁。

(2)站位抗阻斜卷腹

背对训练器站立并保持整个下肢稳定,保持膝关节自然直立。收紧臀部防止髋关节屈曲。呼气,腹壁收紧并进行躯干上部的对角线运动,头部、颈部和脊柱保持在一条线上。

5.第五级:对多个肌群增加阻力,挑战核心稳定性

(1)自行车练习

仰卧,上部躯干卷曲至脊柱屈曲30°~40°,保持头部、颈部和脊柱在一条线上。保持这个位置并有控制地慢慢运动,交替屈曲两侧的髋关节和膝关节,同时旋转上部脊柱。保持骨盆和下背部在地板上的稳定。

（2）一侧下肢抬起的仰卧体前屈

仰卧，抬起一侧下肢，同时保持对侧膝关节屈曲，脚放在地面上。上部躯干卷曲至脊柱屈曲30°~40°，双手向前伸触摸胫骨、踝或足。保持骨盆和下背部稳定，避免左右摇晃或使用惯性。

6.第六级：加入平衡，增加功能性挑战、速度和（或）旋转运动

瑞士球上的卷腹：这个练习可以在多个体位下进行：上倾（较简单），平行于地面或下倾（较难）。练习的难度水平也可以由双脚更加并拢来增加。如果存在背部问题应避免背部在瑞士球上伸展太远。双手放在头后支撑头部，保持颈部和脊柱在一条线上，下颌和胸部保持一拳的距离。

（二）竖脊肌

1.第一级：肌肉独立训练

（1）俯卧脊柱伸展

俯卧位，颈部和脊柱在一条线上，下颌微收。收腹并收紧臀部。髋部和肋部最低处保持在垫子上，抬起躯干上部，同时维持在合适的颈部位置。

（2）改良俯卧脊柱伸展

俯卧位，颈部和脊柱在一条线上，下颌微收，手放在靠近肩部的地上。下背部肌群发力，抬起躯干上部，同时肘部滑动到肩部下呈支撑位。在控制下慢慢地回到起始位。

2.第二级：肌肉独立抗阻训练

（1）增强的俯卧脊柱伸展

俯卧位，颈部和脊柱在一条线上，下颌微收。上肢抬起过头顶以增加杠杆长度和阻力，阻力包括进行练习时需克服的自身重力。髋部和肋部最低处保持在垫子上，抬起躯干上部，同时维持合适的颈部位置。

（2）俯卧交叉脊柱伸展

俯卧位，颈部和脊柱在一条线上，下颌微收。维持躯干中部的稳定，平稳地抬起一侧上肢和对侧下肢。头部和脊柱在一条线上自然地抬起和降低。另一侧重复。

3.第三级：加入功能训练体位

由于在站位或坐位很难简单地训练到竖脊肌，所以竖脊肌的渐进性功能训练不包括第三级。

4.第四级:功能和阻力的联合增加

俯卧伸展练习:俯卧位,躯干屈曲约90°,在腘绳肌地协助下用下背部肌群伸展躯干,练习时可以轻微过伸(10°~15°)。

5.第五级:对多个肌群增加阻力,挑战核心稳定性

(1)增强的俯卧脊柱伸展和肩胛骨回缩

俯卧位,颈部和脊柱在一条线上,下颌微收。上肢抬起过头顶以增加杠杆长度和阻力,阻力包括进行练习时需克服的自身重力。髋部和肋部最低处保持在垫子上,抬起躯干上部,同时维持合适的颈部位置。同时收缩斜方肌中部和菱形肌,回缩肩胛骨。

(2)普拉提式游泳

脚趾点地的俯卧位,腿部伸直,下颌微收,手臂前伸过头顶。同时抬起左侧上肢和右侧下肢,保持脊柱的伸展位和颈部中立位。摆动手臂和腿。髋部和肋部最低处保持在垫子上,以维持躯干稳定。

6.第六级:加入平衡,增加功能性挑战、速度和(或)旋转运动

瑞士球上的脊柱伸展:俯卧位,将瑞士球置于腹部。双脚分开增强稳定性,双脚并拢减少稳定性,以此增加平衡挑战。颈部保持中立位,伸展脊柱。通过双手放在耳旁或者头顶来增加杠杆长度以增加练习的难度。为了增加难度,可以只用一侧下肢支撑进行脊柱伸展。

第五节 心肺功能训练法

一、运动锻炼的基本原则

(一) 超负荷原则

超负荷原则要求运动者在参与运动时所承受的负荷必须要达到某一个基本阈值,这样才能获得一定的锻炼效果。换句话说,运动量至少要超出运动者平时所习惯的负荷,这也是该原则的最低要求。

(二) 特殊性原则

特殊性原则是指所获得的运动效果同参与运动的器官形态功能变化之间的对应性。

二、实施心肺功能训练计划的步骤

实施心肺功能训练计划包括以下五个步骤：①对参与对象进行筛选，所有的参与者必须要填写健康状况表。②鼓励参与者要坚持长期运动锻炼。③向参与者提供各种类型的活动。在开始阶段可以采用一些容易进行量化的活动方式，如步行、骑自行车等。这样能够较好地掌握运动强度。在达到一定健身水平之后，可以适当增加一些人们感兴趣的活动。④循序渐进：在开始阶段，必须要以参与者比较容易完成的运动作为依据，然后在运动锻炼中，对他们进行鼓励，逐渐地增加运动负荷。⑤善始善终：健身运动主要是由一定的运动强度和运动时间的大肌肉群活动组成。在运动之前和运动之后还有准备活动和整理活动。

三、定期测试

定期进行体质测试，可以有效评价运动健身计划的开展情况，并能够结合具体实际来及时调整锻炼计划[1]。

四、制定提高心肺功能的运动处方

运动强度、运动时间和运动频度共同决定了心肺功能的训练效果。一般来说，采用 $50\% \sim 85\%VO_2max$ 的运动强度进行运动，每次运动持续时间 $20 \sim 60$ 分钟，每周锻炼 $3 \sim 5$ 天，就可以明显改善锻炼者的心肺功能。其中每次锻炼的运动强度和持续时间的总工作量消耗 $837 \sim 1256$ 千焦的热量。

（一）运动负荷的基本要求

1.运动强度

在健身运动中，$50\% \sim 85\%VO_2max$ 为能够达到提高心肺功能水平的运动强度。通常这个强度阈值范围的下限是用于那些经常处于静坐状态的人群，而它的上限则是用于体质较好的人。一般情况下，大多数人以 $60\% \sim 80\%VO_2max$ 作为最佳的运动强度。同时，还要做到使锻炼时间与运动强度相对应，只有如此才能更好地保证每次运动的工作量达到 $837 \sim 1256$ 千焦的总目标。如果采用过高的运动强度，那么就无法保持足够的持续运动时间，也就无法达到运动总工作量的需求。

---

[1]莫也，许自青：《运动员心肺功能训练要点及其运动处方》，《当代体育科技》，2019，9（32），49 - 50。

2.运动持续时间

运动强度决定了最佳运动持续时间。当达到最小强度阈值时,决定心肺功能效应的重要因素就是运动的总工作量。如果运动强度为每分钟消耗热量41.855千焦,耗氧量为2升/分钟,要达到1256千焦/分钟的总工作量,运动的持续时间则是30分钟。如果运动强度减半,那么运动的持续时间也应该随之延长。当以较大的强度(75%VO₂max)运动时,若持续时间超过30分钟时可能会产生一些不利因素,如发生疲劳和受伤等,对提高心肺功能反而不利。

3.运动频度

在运动健身计划的开始阶段,以每周3~4次的运动频度最为适宜,在之后的长期运动中,按照隔天运动的频度进行锻炼能够使心肺功能得到改善,并且能够有效减少损伤,维持体重。

(二) 运动强度的测定

1.代谢负荷

测定运动强度最直接的方法是以运动中耗氧量占最大吸氧量的百分比来衡量。提高心肺功能的最佳运动强度范围是60%~80%VO₂max,这种测定方法的优越性在于它采用了心肺功能的评定标准,即最大吸氧量。但局限性在于,测定个体最大吸氧量的仪器较贵,而且测定个体在运动中的耗氧量也比较困难。因此,用与60%~80%VO₂max相对应的心率来评定运动强度,更为简便实用。

2.靶心率直接测定法

心率随代谢负荷的增加呈线形增加。因此,可以通过心率来直接测定运动强度。在运动中所应达到的心率称为靶心率,靶心率可以通过分级运动试验(GXT)而直接测得。

3.最大心率

在利用最大心率HRmax间接测定运动强度中,如有条件可通过分级运动试验(GXT)直接测定个体的最高心率。如没有条件,则可通过年龄来推算其最高心率,即HRmax=220 – 年龄

4.运动自觉量表

运动自觉量表是以运动者自己的感觉来对运动强度进行评估的方法。

第三章 常见运动康复技术

第一节 运动康复治疗技术

运动疗法(kinesio-therapy),又称治疗性运动(therapeutic exercise),是根据疾病的特点和患者的功能状况,借助治疗器械和(或)治疗者的手法操作以及患者自身的参与,通过主动和(或)被动运动的方式来改善人体局部或整体的功能,提高个人的活动能力,增强社会参与的适应性,改善患者的生活质量。

运动性治疗的目的在于:改善肌张力、增强肌力和肌耐力;改善和保持正常的关节活动度,促进平衡和协调性功能;纠正异常的运动模式,学习建立正常的运动模式;提高患者身体移动和站立行走功能以及日常生活活动能力;增强体质,改善内脏器官及全身的功能状态。

一、运动治疗技术基础

(一)运动治疗技术分类

运动疗法的内容丰富,分类方法也很多。例如,根据动力来源分为主动运动和被动运动,根据肌收缩的形式分为等长运动、等张运动和等速运动,根据能源消耗分为放松性运动、力量性运动和耐力性运动,根据作用部位分为局部运动和整体运动,根据治疗时是否使用器械分为徒手运动和器械运动。

从康复治疗应用出发,运动治疗技术可分为主要针对肌和骨关节等运动系统疾病所致运动功能障碍的基础性运动康复治疗技术,主要针对中枢神经系统病损所致运动功能障碍的神经生理治疗技术和运动再学习法,以及依据不同运动方式发挥某些特殊康复作用的专项运动治疗技术。

基础性运动治疗技术主要包括肌力训练、耐力训练、关节活动度练习、平衡与协调功能训练、步态训练和心肺功能康复。

神经生理学疗法主要包括Bobath技术、Brunnstrom技术、本体感觉神经肌肉促进技术和Rood技术等。

运动再学习疗法是运用学习动机理论建立的一种运动康复治疗技术。

其他较为常用的运动治疗技术有：牵引疗法、麦肯基力学疗法、水中运动、医疗体操、按摩疗法等。

(二) 常用运动治疗形式

通过对运动学的学习，我们熟知了肌的运动形式和人体运动的特点。人们研究肌的运动规律，并运用这些肌运动方式，使其成为促进运动功能恢复的重要康复手段。常见的运动治疗形式有：主动运动、被动运动、牵张运动、等长运动、等张运动和等速运动，这里主要介绍主动运动、被动运动和牵张运动。

1. 主动运动

运动动作需要依靠患者自身肌力收缩来实现身体的活动称为主动运动。主动运动的功能作用主要是增强肌力、改善肢体功能，全身主动的耐力运动具有改善心肺功能和全身状况的作用。根据运动时有无外力的参与，主动运动可分为：自主主动运动、辅助主动运动(助力运动)和抗阻主动运动。

自主主动运动是不依靠助力也无外部阻力(负荷)的情况下，由患者主动用力完成全部运动。当患者肌力有相当的恢复(肌力3级或3级以上)时，应鼓励患者进行身体活动。主动运动时肌中开放的毛细血管数量增多，肌及其周围组织的血液供应量增大，肌营养作用明显。自主主动运动显著促进肌、关节及神经系统功能的恢复，是运动训练的主要组成部分。

辅助主动运动是指在外力的辅助下，协同患者主动力量完成的运动形式。辅助主动运动是从被动运动向主动运动过渡的一个中间阶段。助力可来自康复治疗师、他人、患者健侧肢体和辅助器械(如滑轮、弹簧、肋木等)的被动力量。助力运动要以主动用力为主，应给予患者完成运动必要的最小助力，以免运动替代；助力常施加于运动的始末部分。助力运动常用于肌力较弱(当肌力达1～2级时)不能独立完成自主动作，或身体虚弱、疼痛以及主动运动有困难的患者。

抗阻主动运动是患者克服在运动训练过程中由康复治疗师施加的徒手性阻力或运动器械(如沙袋、哑铃、拉力器等)造成的阻力所进行的主动运动。抗阻主动运动能有效地增强肌力，促进肌力恢复，适用于肌力大于3级的患者,常用于瘫痪或创伤后肌的力量恢复和功能训练。

2.被动运动

运动时患者完全不用力,肌不收缩,肢体处于放松状态,完全借助外力完成整个运动过程,实现康复治疗的目的。被动运动的康复治疗作用主要是:预防软组织挛缩和粘连形成,恢复软组织弹性;保持肌休息状态时的长度及牵拉缩短的肌;刺激肢体屈伸反射;施加本体感刺激;为主动运动发生做好准备。被动运动多适用于肢体肌瘫痪或肌力极弱的情况,这时患者无法利用自己的力量完成关节活动,需要借助外来动力的帮助。例如,下肢关节手术后早期持续被动运动、各种手法治疗等。

3.牵张运动

牵张运动是采用被动或主动的离心或向心的运动方法,对身体局部进行强力牵张的活动。被动牵张时,牵引力由治疗师或器械提供;主动牵张时,牵引力由拮抗肌群的收缩来提供。这种运动主要适用于软组织病变所致的关节挛缩,以及治疗组织压迫性疾患,缓解疼痛。也可针对某些肌群,为提高其收缩能力,在该肌收缩前,先进行牵张运动。

(三) 运动治疗的作用

运动对机体产生良好的生理功能作用的同时,也对某些疾病产生有益影响,并发挥治疗作用,这些作用包括运动的局部作用与全身影响,主要包括以下几个方面。

1.维持和改善运动器官的形态和功能

全身性运动与局部康复运动可以促进全身血液循环,增加肌的血液供应,提高和增强肌的力量与耐力,改善和提高平衡和协调能力;促进关节滑液的分泌,牵伸挛缩和粘连的软组织,维护和改善关节活动范围;改善骨的结构,预防和延缓骨质疏松症。

2.增强心肺功能

运动提高了肌的摄氧能力,改善了平滑肌张力,调节了血管的舒缩功能,改善了心肺功能。对循环的有益影响还包括增强心肌收缩力,提高心率、心输出量,调节血压,降低血管阻力,促进静脉血液回流。对呼吸系统的影响主要是:改善气体交换功能,提高最大摄氧量。

3.促进代偿功能的形成与发展

运动治疗有利于促进患者运动功能重建,发展代偿能力,补偿丧失的功能。例如,针对偏瘫、截瘫等患者的某些专项治疗性运动的训练与学习作业治疗以及日常生活活动能力的训练等。

4.其他方面

主要包括提高神经系统的调节能力;改善糖、脂肪代谢,促进骨代谢;提高免疫系统的功能;改善患者精神心理状态。

(四) 运动疗法的主要适应证与禁忌证

1.运动疗法的适应证

运动疗法的适应范围较广,对下列病症可以取得较好的疗效。

运动系统疾病四肢骨折和关节脱位、脊柱骨折、脊柱畸形、肩周炎、腰腿痛、类风湿关节炎、颈椎病、截肢后装配假肢、外伤术后、烧伤后、软组织损伤等。

内脏器官疾病冠心病、高血压病、动脉硬化、慢性支气管炎、哮喘、肺气肿等。

神经系统疾病偏瘫、截瘫、脑性瘫痪、周围神经损伤和脊髓灰质炎等。

代谢疾病、糖尿病、肥胖症、高脂血症等。

运动损伤。

2.运动疗法的禁忌证

运动疗法在下列情况下禁用:疾病的急性期和某些疾病的亚急性期,发热,严重衰弱,脏器功能失代偿,休克,意识不清或明显不合作者,有大出血倾向,剧烈疼痛,运动中可能会产生严重合并症(如心绞痛等),运动器官损伤未做妥善处理者,恶性肿瘤尚未妥善处理者等。

(五) 运动性治疗的一般原则

运动性治疗有以下原则:①选择适宜的运动治疗对象,治疗目的要明确,重点要突出。②循序渐进,个别对待:应根据患者情况选择或制订不同的运动治疗方案,包括运动方式、运动强度和运动时间等,宜采取个别对待的原则,剂量个体化。在实施治疗时应循序渐进。循序渐进的内容包括运动强度由小到大、运动时间由短渐长、动作由简到繁,使患者逐步适应,并在不断适应的过程中得到提高。任何突然加大运动量的做法,都有造成功能损害的危险。③主动训练,综合治疗,防止疲劳:要尽可能调动患者主动训练的积极性,要采取综合性的治疗方法,防止运动过分集中在某一部位,而产生疲劳。因此,运动训练既要重点突出,又要与全身运动相结合。④密切观察,长期坚持:运动治疗过程中应密切观察患者对运动治疗的反应,应预防和避免不良反应,防止运动意外。对患者要定期复查,以观察功能有无改善,对功能改善不明显或未达到治疗要求的,应查找原因,及时调整治疗方案,以提高疗效。运动训练应按疗程和康复方案进行,需要长期坚持,如需停止或间断训练,应以不影响治疗效果为原则。⑤重复性、全面性、兴趣性:治疗性运动应可重复,运动形式应多样化,富于兴趣性,这有利于提高患者康复治疗的积极性,促进患者的主动参与、长期坚持和全面康复❶。

二、肌力训练

正常的肌力与耐力水平是机体维持姿势、保持正常的关节活动、完成动作活动的基础,也是机体产生局部肢体运动及全身性运动的基础。肌力水平和肌的功能与状态水平有关,可以是疾病的直接或间接影响结果。对肌力异常患者进行肌力训练是康复医学的一项重要康复治疗内容,也是重要的康复治疗技术之一。

(一) 肌力训练的含义

肌力是肌收缩时所表现出来的能力,以肌最大兴奋时所能负荷的重量来表示。绝对肌力是肌作最大收缩时产生的最大张力,称为肌的绝对肌力,为肌能承受的最大负荷。

肌力训练指采用运动手段,促使肌反复收缩,使之产生适应性改变,提高肌收缩力量的锻炼方法。有目的的肌力训练,能有效地恢复和促进肌功能,提高运动质量,还可以起到保护关节、支撑脊柱、防止其他继发性损伤的作用。

(二) 肌力减退的原因

导致肌力减退的主要因素有:年龄、废用性肌萎缩、肌源性病变、神经肌肉接头病变和神经源性病变。

年龄:年龄因素在生长发育的早期阶段,人的肌逐渐增大增粗,肌力也逐渐增大,至生长发育的顶峰后,随年龄增加肌逐渐萎缩,肌力也逐渐减退。这种生理性变化与神经肌肉传递的递质随增龄减少致功能性失神经支配因素有关。肌工作能力降低是运动系统随年龄增加而衰退的重要征象之一。

废用性肌萎缩:肢体固定、制动和运动不足,可导致肌使用过少而产生

---

❶梅求安:《临床康复评定与治疗》,长春,吉林科学技术出版社,2019。

肌萎缩及肌力减退。肌萎缩的程度与肌的固定时间、初长度、应力作用(有无等长收缩)等因素有关。废用性肌萎缩常见于长期卧床及骨折固定等患者。

肌源性病变:肌源性肌萎缩源于肌本身病变,主要出现于近端肌,常见于肌营养不良和多发性肌炎。

神经肌肉接头病变:神经肌肉接头疾病是一组神经肌肉接头部传递功能障碍的疾病,代表性疾病为重症肌无力,表现为部分或全身肌易于疲劳,呈现波动性无力。受累肌呈现病态疲劳,肌连续收缩后发生严重的肌无力乃至瘫痪,经休息后又可以恢复,多于下午或傍晚劳累后加重,早晨和休息后减轻,表现出晨轻暮重的规律性变化。

神经源性肌力减退:神经源性肌力减退是因神经障碍而使其支配的肌萎缩,出现肌力减退。神经源性肌力减退又分为中枢神经性肌力减退与周围神经性肌力减退,常呈现肌群萎缩。

中枢神经源性肌力减退:可产生中枢神经源性肌力减退的疾病有脑血管病、脑性瘫痪等。中枢神经源性疾病的肌力减退也可因废用性、制动、失功能性等因素的影响而显著加重。

周围神经源性肌力减退:可见于周围神经损伤、压迫、断裂、缺血和炎性病变等,也常见于脊髓前角细胞病变性疾病和脊髓灰质炎。

(三) 肌力训练在康复医学中的应用

1.针对肌力减退的原因,进行预防和治疗

如对废用性萎缩,特别是因伤病制动、固定肢体后的肌萎缩起预防和治疗作用。

2.维持肌伤病时的肌舒缩功能

促进关节和神经系统受损后的肌力恢复。

3.其他

有针对性地进行肌力训练,能增强肌力,调整肌力平衡。对脊柱弯曲、平足等骨关节畸形起到矫正治疗作用;对颈椎病及各种腰腿疼痛患者,通过增强躯干肌和调整腹背肌力平衡,以改善脊柱应力分布,增加脊柱的稳定性,起到预防和治疗作用;对于关节损伤患者,有针对性地进行肌力训练,能增强肌力和改善拮抗肌的平衡,加强关节的动态稳定性,避免损伤,以及防止负重关节的退行性改变。腹肌肌力训练对防止内脏器官下垂,改善呼吸和促进消化功能都具有一定的积极作用。

(四) 肌力训练的基本原理

1.超量恢复原理

运动可以使肌产生适应性变化,肌力训练使肌的形态结构变得更加发达完善,肌的功能也同时获得恢复和改善。超量恢复原理是肌力训练的理论基础。超量恢复原理回顾:当肌力练习产生疲劳之后,肌肉的功能和形态指标会逐渐下降;练习停止之后,再经过一小段时间的下降,肌肉的形态指标又会逐渐回升;经过适当的休息,这些指标不但会回升到原有水平,还会继续上升,超过原有水平,形成一个小的波峰,这个反弹的波峰阶段,就是"超量恢复";如果继续休息,超量恢复就会慢慢消退,又回到原有水平。

超量负荷运动对肌的形态和功能的影响:人体经过系统的肌力训练,特别是通过超量肌力训练以后,肌纤维增粗,肌体积增大,收缩蛋白和肌红蛋白增加,酶蛋白增加,ATP和糖原储备增加,毛细血管密度增加和变粗,结缔组织量也相应增多,使肌的力量增大,肌的功能更加完善。

2.神经适应原理

对肌的运动研究显示,一侧肢体反复的肌运动(力量训练等),在使该侧肢体肌的力量提高的同时,对侧肢体肌的力量也较前显著提高。这种肌对肌的交互影响的本质是神经适应的结果。肌的功能活动,在神经系统的不同水平上发挥作用,这有利于提高肌的最大激活水平,使肌的激活更加同步化。

神经适应理论是肌运动训练重要的理论依据。偏瘫患者健侧运动对患侧肌力提高和功能的促进作用以及损伤后的运动训练原则,如上肢损伤练下肢、下肢损伤练上肢、患侧损伤练健侧等肌运动训练原则,其理论依据即在于此。

(五) 肌力训练应遵循的训练原则

1.阻力原则

利用阻力是增强肌力的重要原则之一。阻力是肌产生应力的基础,是肌保持其形态和功能的必要条件。组织间对肌的牵张、肌自身重量或重力的影响以及外力,都是产生肌应力或阻力的形式。没有阻力的运动训练,无法实现肌力增强的训练目的。

2.超负荷原则

运动训练必须达到一定的负荷量和保证一定的时间,即超负荷原理。

只有超负荷,才能产生超量恢复。肌力增强是肌对长期超负荷运动训练适应的结果。同时运动训练必须采取适当的运动方式,满足一定的运动强度、运动持续时间和运动频率变化,才能产生良好的运动训练效应。

(1)运动强度

通常运动强度或负荷越大,对肌的刺激越大,肌增生效果越好。但需要考虑肌功能水平,是否伴有肌损伤或可能导致肌损伤等。通常选择最大肌力百分比或10RM(10 repetition maximum)的比例值作为患者适宜的运动训练强度,也可以用具体的重量表示。10RM是指受试者连续运动10次时所能对抗的最大阻力。

(2)运动时间

运动时间包括肌一次收缩时间和肌多次运动训练或过程的总时间。一般在一定的负荷条件下,一次肌收缩(等长或等张运动)的时间越长,运动的总负荷越大:多次运动,运动负荷则随累积时间的延长而增加。

(3)运动频率与运动间期

一次运动训练中,单位时间内肌收缩次数越多,则运动的相对负荷越大。此外,运动频率还可按每日、每周、每月的运动次数或完成运动计划的次数表达。一般在没有过度疲劳的情况下,运动频率越高,运动训练效果越好。如果运动频率过低或运动间期过长,如每周少于3次的运动训练,则无法实现肌力增强的运动效应。

3.疲劳适度原则

肌力训练应以产生肌疲劳但不过度为原则,即疲劳适度原则。通过一定的运动强度、运动时间和运动频率,引起肌的适度疲劳,才能达到促进肌增生,增强肌力的目的。运动强度大,运动时间和频率可相应减少,运动间期要适度,要以不出现过度疲劳为原则。过度疲劳易导致代谢紊乱和运动损伤,对运动训练不利。因此,应加强运动训练中的医学知识和自我监护,适时调整运动强度、运动时间、运动频率,也可通过休息或调整运动间期避免或减少过度疲劳的发生。

(六) 肌力训练方法

肌力的具体训练方法有很多,应根据个体现有肌力水平和运动能力而制订。肌力练习时,先要进行肌功能测试,根据肌力所评定的等级,有针对性地选择肌力训练方法,分别采用被动运动、辅助主动运动、主动运动、抗阻运动等方式。

1.被动运动

肌力评定为0～1级时,可采用被动运动训练方法。

引发肌被动运动的外力通常包括患者健侧肢体、康复治疗师施加的外力或康复治疗器械产生的动力转换等。被动运动训练方法有推、揉、拿、捏等。

主要功能作用有:传递神经冲动,延缓肌萎缩和引起瘫痪肌的主动收缩。

2.辅助主动运动

肌力评定为1～2级时,可以采用辅助主动运动(又称助力运动)方法进行训练,即在患者肌主动收缩的同时,依靠部分外力的帮助完成有关关节运动和肌收缩,以达到增强肌力的目的。辅助力量主要由治疗师、患者的健康肢体提供,也可利用运动器械、引力和水的浮力等。辅助主动运动训练时要注意强调以患者主动运动为主,给予患者的辅助外力应以最低限度为原则,以防为被动运动所替代。

辅助主动运动训练方法如下。

(1)徒手辅助主动运动

只利用治疗师手法或患者的健康肢体的帮助,无其他运动治疗器械的帮助。由康复治疗师辅助患者进行主动活动,随着患者肌力的增加和主动活动能力的逐步改善,给予帮助的力量应逐渐减少。

(2)悬吊辅助主动运动

利用带子、挂钩、滑轮等运动器械,将要训练的肢体悬吊起来,以减轻肢体的自身重量,然后在水平面上进行主动运动。此方法的助力来自悬吊运动器械或康复治疗师所施加的力量,其大小依据患者的肌力而定。此方法可以大大减轻康复治疗师的体力负荷,已成为康复治疗师的好帮手和康复治疗中的常用方法之一。临床上实施的减重疗法,就是依此原理改进的康复治疗方法,已在偏瘫早期和脑瘫等康复训练中广为使用。

(3)滑面上辅助主动运动

在光滑的板面上利用滑石粉或固定小滑车以减轻运动阻力(摩擦力)等,可用于上肢骨关节的功能训练。

(4)滑车、重锤辅助的主动运动

利用滑车、重锤以减轻身体的自身重量,可用于肩、髋、膝等大关节部位的康复训练。

（5）浮力辅助主动运动

利用水的浮力或漂浮物体以减轻身体或肢体重力的影响，起到促进患肢主动运动，增强肌力的作用。

3. 主动运动

主动运动是患者主动用力完成的自主运动。既无外来助力，也无外来阻力的影响。肌力评定为3级或3级以上时，要鼓励患者采用主动运动形式进行肌力训练。主动运动的方法很多，简便易于操作，对肌、关节和神经系统功能恢复作用明显，在康复治疗的临床工作中广泛使用。

4. 抗阻运动

（1）定义

在肌肉收缩过程中需要克服外来阻力才能完成的运动，称为抗阻运动。

（2）适应范围

肌力评定为4～5级时，肌不但能负担自身重力，而且具有抗阻的能力。可采用抗阻运动进行肌力训练。

（3）方法

具体方法可与辅助主动运动的形式相同，但作用力的方向相反。如徒手、利用康复运动器械（如哑铃、沙袋、拉力器、多功能健身器械等）。

（4）临床应用

抗阻运动在康复临床治疗中应用十分广泛，现介绍几种常用的抗阻训练方法。

第一，等张抗阻练习。在抗阻运动时，肌长度缩短或伸长，产生关节运动。运动特点是：属动力性练习，阻力主要来自运动器械，大小易于控制。运动方式包括向心性运动和离心性运动。

第二，渐进抗阻练习。是一种逐渐增加阻力负荷的等张练习方法。具体方法：肌力训练之前，先测定受训练肌群对抗最大阻力的能力，以连续完成10次重复动作，作为此肌群的最大负荷值，即10RM值。分别用10RM值的1/2、3/4和全量负荷，依递增负荷次序各做10次动作，每组间隔（休息）1分钟，以便调整负荷，每天训练一组次。此后每周重新测定10RM值，随肌力增长做相应调整，并作为下周训练的基准。也可将每天训练按递减负荷次序,即10RM全量、3/4和1/2依次进行。但训练前准备活动应充分。

第三,等长抗阻练习。利用肌等长收缩进行的肌力训练,不引起明显的关节运动,属静力性练习。等长抗阻练习操作简便,肌力可随肌收缩负荷和等长运动时间延长而增加。在肢体固定、关节活动明显受限或存在某些关节损伤和有炎症等情况下,可采用多点等长抗阻练习(以避开痛点),能有效预防肌萎缩和促进肌力恢复。短促等长抗阻练习方法也具有良好的肌力训练作用。具体方法:让受试肌群在承受最大负荷条件下进行等长收缩,并持续负重6秒,每次间隔30秒,重复20次为一个训练周期,每天1次(一个训练周期)。

第四,短暂最大负荷练习。是一种等张抗阻练习与等长抗阻练习联合应用的肌力训练方法。具体方法:在最大负荷量下,肌以等张抗阻收缩完成关节运动,接着作等长收缩若干秒(6秒以内为宜),重复做6~8次为一个训练内容。在可能的情况下,每天负荷量小幅提高。

第五,等速抗阻练习。该训练方法必须在等速训练仪上进行。它是以恒定角度位移进行肌力锻炼,位移速度依据患者的肌功能而调整,并以一定的阻力相配合。等速抗阻训练为动力性练习方法,可运用不同速度训练或模拟功能性速度训练,并能对运动量做出科学的信息反馈,训练效率高,安全系数可靠。

(七)肌力训练注意事项

1.正确评定肌功能,选择适当的训练方法

在肌力训练前,了解肌功能障碍原因,对肌力和肌周围环境进行评估,不仅必需,而且非常重要。应根据个体疾病的特点、功能需要和训练的可能,选择训练方法,制订训练计划和方案。

(1)病因与环境评估

对于中枢性病损导致的肌力减退,要防止肌力训练有可能加重或强化痉挛模式而影响偏瘫患者的功能康复,故应禁止使用。对于肌腱手术后、骨折固定后等疾病患者术后的肌力训练,要考虑肌力训练对组织愈合的影响以及关节功能对肌力训练的影响。对于心血管系统疾病的患者,在进行肌力训练时,应慎用强度较大的训练方法,以防血压升高、心肌缺血,甚至出现心血管意外。此外,患者是否存在疼痛,姿势与体位是否受限也应纳入考察与评估范围。急性感染性疾病,局部的骨关节、肌、肌腱、韧带等损伤尚未愈合者,应列为禁忌证范围。

(2)训练前肌力和肌功能的评定

肌功能水平是制定肌力训练目标和选择肌力训练方法的重要依据,因此应做好训练前肌力和肌功能的评定。训练方法选择恰当,安排合理,才能取得较好的增强肌力的效果。通常,1级肌力宜选择被动运动方式,2级肌力宜选择辅助主动运动,3～5级宜选择主动抗阻运动,阻力随肌力水平增加而逐渐增加。

2.正确的训练指导,掌握正确的运动量,防止过度疲劳、运动损伤和代偿性运动

(1)治疗师的正确指导与患者的积极参与

要向患者说明肌力训练目的,对训练方法予以正确讲解与指导。只有让患者掌握正确的训练方法,密切配合,努力训练,积极参与,才能取得良好的训练效果。

(2)掌握正确的运动量,防止过度疲劳和运动损伤

要处理好运动强度与运动持续时间的关系:增强肌力的关键是使肌产生增加的应力。在安全范围内,负荷量越高,肌产生的应力越大,运动治疗效果也越好。运动强度大,则重复次数宜少,这是肌力训练的原则之一,以防过度疲劳和运动损伤。

掌握正确的运动强度、运动频度和运动间期:肌力训练应遵循人体生理疲劳和超量恢复的原理,肌力训练后应有充分的间歇期,以消除肌疲劳。

防止肌痛和肌过度疲劳:肌力训练以后,短时间的肌痛和肌疲劳是正常的生理现象。若疼痛期超过24小时,则表明训练运动强度偏大,应适当调减运动强度。因为较长时间的肌痛,可反射性地引起脊髓前角运动细胞抑制,阻碍肌收缩,影响肌力训练的疗效。肌过度疲劳还是导致新的肌损伤的重要原因。

防止代偿运动:肌力强化训练时,肌力较弱或肌疲劳时,极易出现代偿运动。如做髋关节屈曲动作时,当髂腰肌、股四头肌肌力较弱时,缝匠肌可出现代偿动作,使下肢外展、外旋,因此,治疗师应采用固定或施加外力作用方式,抑制患者的代偿运动,提高肌力训练效果。

三、耐力训练

耐力训练是指能够提高身体持续运动能力的锻炼方法。康复治疗技术

中的耐力训练主要包括两个部分：肌耐力训练和全身耐力训练。

(一) 肌耐力训练

肌耐力与肌力或绝对肌力概念不同，但两者又有着密切的联系。在肌力训练中要求在较短的时间内快速做对抗较重负荷的运动(强抗阻运动)，强调肌所能承受的重量，对运动次数没有要求。而发展肌耐力的运动训练则需要在较轻负荷下，在较长时间内，多次重复练习，在同等负荷的情况下，对肌运动有数量限定与要求，并表现为直接的关系，即肌收缩次数越多，则肌耐力越大。两者的密切关系表现在，在增强肌力训练中，如重复次数过多或持续时间过久，必然会导致肌收缩速度和肌力下降。在发展肌耐力训练中，如不适当增加负荷和过分延长训练时间，则不可能较快地产生肌耐力，对肌力的增长也不利。

康复运动治疗技术中，经常将增强肌力和发展肌耐力两项运动训练方法结合起来进行锻炼，从而使肌做功更为合理，因为在最大动力性肌力和绝对动力性耐力中两者呈明显的正相关。当肌力增强时，在低负荷下肌耐力相应增加，同样在相对低负荷下运动训练使肌耐力得到增加时，虽并不能显著增强绝对肌力，但对发展肌力具有良好的影响。因此，增强肌力的训练与发展肌耐力的训练相辅相成。

(二) 全身耐力训练

全身耐力训练，也称有氧运动训练或心肺功能训练，也是通常所说的耐力训练，是全身大肌群参加的动力性练习，以中小运动强度并持续一定时间的周期性运动为主，旨在提高机体心肺功能、调节代谢、改善和提高机体氧化代谢能力的运动训练方法。

1.全身耐力训练的适应证

病情相对稳定的心肺疾病患者或恢复期患者，如冠心病、高血压、慢性支气管炎、支气管哮喘、阻塞性肺气肿等；各种代谢与营养性疾病，主要有糖尿病、肥胖症等；其他影响心肺功能的情况，如手术或重病后恢复期等；适应疾病康复的需要，如安装假肢前的基础训练、偏瘫和脊髓损伤康复训练中的耐力训练等；健康成人与老年人的健身运动维持健康，增强体能，延缓衰老。

2.全身耐力训练的禁忌证

存在明显的炎症和有大出血倾向的患者；各种疾病的急性期和部分疾

病的亚急性期脏器功能失代偿,全身状况极差者;各种临床表现不稳定的心肺疾病、传染性疾病以及重症关节病变等;运动后疼痛加剧的患者。

第二节 运动损伤检查方法及日常生活活动能力评定

一、运动损伤的检查方法

运动损伤的原因复杂多样,受伤的机制、程度也千差万别,而且每个人的自身素质和情况也不尽相同,因而诊断的难度较大。这就要求仔细、认真、全面地询问受伤史和受伤机制,系统全面地进行体格检查。

(一)病史调查

1.损伤时间

根据损伤发生的时间分为急性损伤和慢性损伤:①急性损伤是指由于一次内在或外来暴力所造成的组织损伤。伤后症状迅速出现,病程一般较短,受伤者记忆深刻。②慢性损伤是指累积多次微小损伤所产生的运动损伤。症状出现缓慢,病程迁延较长,受伤者通常无法确定受伤的时间和地点。

2.运动损伤表现

运动损伤主要表现为软组织损伤和骨组织损伤两大类。

(二)物理检查

1.检查原则

(1)按序检查

一般顺序为望、触、动、量和其他特殊检查。先检查受伤部位,继查远、近两侧,再查整个患肢和健侧肢体,以及全身和其他部位,这样可以避免遗忘和漏诊。

(2)两侧对比

要充分暴露肢体,对其有一个全面的了解。四肢创伤的优势是可以做两侧肢体的对比,这样在参照物的比较下,可以充分认识受伤情况。

(3)综合分析

物理检查并不是孤立的应当结合受伤部位的解剖生理特点,综合病史、受伤机制、症状、体征等资料进行全面分析,从而得出正确的诊断,以利于治疗。

2.检查内容

（1）望诊

望诊是指通过视觉观察伤员的一般情况,受伤部位的皮肤色泽、淤血、肿胀和损伤情况,以及患肢的姿势、畸形、步态与活动等情况的检查方法。

（2）触诊

触诊是指通过手的触摸,对骨骼、关节肌肉、肌腱、韧带及压痛部位和肿块进行检查的方法。疼痛通常是运动损伤最常见的主诉,而压痛则是重要的体征。压痛最明显的部位,通常就是损伤最严重的部位,因此对四肢创伤不可忽略触诊检查。

（3）动诊

动诊是指通过活动四肢和躯干,进行肌肉收缩和关节活动度检查的方法。对患肢进行检查时须与健侧肢体对比,超过或不及者均为异常。

（4）量诊

量诊是指通过使用简单的工具对四肢和躯干进行测量。测量内容主要包括肢体的长度、周径、关节活动范围、肌力、感觉障碍区、腱反射等[1]。

二、肌力测定

在一定的测试体位下,检测受试者完成有关动作的能力,并测评相关功能肌群的肌力水平。现介绍主要测评部位和测评动作。

不同部位肌的主要测试动作如下。

颈:前屈和后伸。

躯干:前屈、后伸、旋转、上提骨盆。

上肢:①肩胛骨内收和外展。②肩关节前屈、后伸、外展、水平后伸、水平前屈、外旋和内旋。③肘关节屈曲和伸展。④前臂旋前和旋后。⑤腕关节掌屈和背伸。⑥手掌指关节屈曲和伸展、近端指间关节屈曲、远端指间关节屈曲、手指内收和外展、拇指掌指关节屈曲和伸展、拇指指间关节屈曲和伸展、拇指内收和外展、拇指和小指对掌。

下肢:①髋关节屈曲、伸展、内收、外展、内旋和外旋。②膝关节屈曲和伸展。③踝关节跖屈、背伸并内翻、足内翻、足外翻。④足跖趾关节屈曲、趾间关节屈曲、跖趾关节及拇趾趾间关节伸展。

---

[1]沈钦荣,张居适:《神经与运动损伤必读》,北京,中国中医药出版社,2015。

部分肌的肌力手法检查内容较多，一些评定过程也较为繁杂，这里选择部分肌力测评部位及动作进行介绍，目的在于熟悉肌力手法的检查方法，其他肌与肌群的肌力检查可参阅有关书籍。

颈前屈测评方法：患者取仰卧位，肩放松，抬头屈颈，检查者固定患者胸廓下部，感受前额抵抗。

检测主要肌群：主动肌（胸锁乳突肌）和副动肌（头长肌，颈长肌，前、中、后斜角肌等）。

运动范围：颈椎前屈直至生理性前凸消失。

评定结果：5级和4级，能抵抗加在前额的较大或中等阻力；3级和2级，体位同上，患者屈颈幅度达全范围或部分范围；当患者试图屈颈时，能触及胸锁乳突肌收缩者为1级，不能者为0级。

躯干旋转测评方法：患者取仰卧位或坐位，双手抱颈，检查者固定患者下肢。检测主要肌群为主动肌（腹内斜肌和腹外斜肌），副动肌（背阔肌、竖脊肌、多裂肌、腹直肌）。

运动范围：旋转胸廓，一侧肩胛骨离开台面。

评定结果：5级，患者能屈曲躯干和旋转胸廓向一侧，以及完成反向动作；4级，朝向运动方向一侧的肩胛骨能完全离开台面，对侧仅部分抬起；3级，仅有朝向运动方向一侧的肩胛骨离开台面；2级，患者坐位，可旋转胸廓至两侧；患者仰卧，在试图转体时，检查肋下缘能否触及肌收缩，有为1级，无为0级。

三、日常生活活动能力评定

日常生活活动（activities of daily living, ADL）能力反映了人们在家庭（或医疗机构内）和在社区中的最基本能力，因而在康复医学中是很基本也很重要的内容。

ADL是在童年期逐步形成、获得，并随着实践而发展，最终趋于完善。这些活动对健康人来说是简单易行的，但对于病、伤、残者来说，则可能变得相当困难和复杂。残疾人若无力去完成日常生活活动，就可能导致自尊心和自信心的丧失，进而又会加重生活能力的丧失。

在日常生活活动中受挫，常可损害个体形象，影响患者与他人的关系，也可影响到整个家庭和社会。在日常生活活动中最大限度地自理，构成了康复工作的重要领域。要改善患者自理能力，首先就必须进行ADL的评定。

（一）日常生活活动能力概述

1.定义

日常生活活动是指人们为独立生活而每天必须反复进行的、最基本的、具有共同性的身体动作群,即进行衣、食、住、行、个人卫生等基本动作和技巧。日常生活活动能力对每个人都至关重要。对于健全人来说,这种能力是极为普通的,而对残疾者而言,通常是难以进行的高超技能。残损的程度越大,对日常生活活动能力的影响越严重。

2.范围

日常生活活动包括运动、自理、交流及家务活动等。运动方面有床上运动、轮椅上运动和转移、室内或室外行走、公共或私人交通工具的使用。自理方面有更衣、进食、如厕、洗漱、修饰（梳头、刮脸、化妆）等。交流方面有打电话、阅读、书写、使用计算机、识别环境标志等。家务劳动方面有购物、备餐、洗衣、使用家具及环境控制器（电源开关、水龙头、钥匙等）。

3.ADL分类

（1）基本的或躯体的日常生活活动能力

基本的或躯体的 ADL（basic or physical ADL, BADL or PADL）,是指每日生活中与穿衣、进食、保持个人卫生等自理活动和坐、站、行走等身体活动有关的基本活动。

（2）工具性日常生活活动能力

工具性 ADL（instrumental ADL, IADL）,是指人们在社区中独立生活所需要的关键性的较高级的技能,如家务杂事、炊事、采购、骑车或驾车、处理个人事务等,大多需要借助工具进行。

4.ADL评定目的

ADL的评定对确定患者能否独立及独立的程度、判定预后、制订和修订治疗计划、评定治疗效果、安排返家或就业都十分重要。

（二）日常生活活动能力评价

ADL提出至今已出现了大量的评定方法。常用的评定方法有五级分级法、Barthel指数评定等。

1.五级分级法

五级分级法是根据纽约大学医学中心康复医学研究所制定的分法归纳整理的,即按日常生活的独立程度分成五级。

Ⅰ级:能独立活动,无须帮助或指导,用"√"表示。

Ⅱ级:能活动,但需要指导,用"S"(supervision)表示。

Ⅲ级:需要具体帮助方能完成活动,用"A"(assistance)表示。

Ⅳ级:无活动能力,必须依靠他人抬动或操持代劳,用"L"(lting)表示。

Ⅴ级:指该项活动不适于患者,用"×"表示。

在上述各级中,如果患者是在有辅助装置(轮椅、矫表支具或拐棍等)的条件下进行的,则必须注明辅助装置的名称。

记录方式:通过表格记录日常生活能力测定结果及功能进展情况。

日常生活活动能力测定报告单见表3-1。

日常生活活动能力的测试及进展情况记录见表3-2。

表3-1　日常生活活动能力测定报告单

姓名:		性别:		年龄:		病室:		病历号:	
职业:				住址:					
入院日期:				主管医师:		初测日期:			
发病日期:				损害类型		弛缓性			
						痉挛性			
残疾情况									
发病原因									
褥疮情况									
手术情况									

表3-2　日常生活活动能力的测试及进展情况记录

床上活动		G/1	G/2	日期	测定人
躺卧—坐起					
翻身	向左				
	向右				
仰卧—俯卧					
料理床铺					
使用床头柜					
使用信号灯					

在表中依次列出日常生活活动能力的测定项目,逐项记录测得的等级

（填写等级符号）、测定日期及测定者姓名。

初次测定的记录用蓝笔记载，在G/1栏内填写等级符号，画"√"表示患者能够独立完成该项活动：画"×"表示患者不适宜做该项活动，如果患者不能完成，则在该项活动栏内留空格，不做任何标记。

进展情况的记录用红笔记载，在G/2栏内填写等级符号。

表3-2是床上活动的记录部分，轮椅活动、自理活动、阅读和书写、电灯电话及钱币的使用、行走、上下楼梯及乘车等项目的记录情况依此类推。

五级分级法及其记录方式简单、明确，对患者有无独立活动能力、需要哪类帮助等情况一目了然，因此便于临床应用。

2.Barthel 指数评定

Barthel 指数评定（the Barthel index of ADL）由美国 Florence Mahoney 和 Dorothy Barthel 设计并应用于临床，是国际康复医学界常用的方法。Barthel 指数评定简单，可信度高，灵敏度也高，使用广泛，而且可用于预测治疗效果、住院时间和预后。

Barthel 指数分级是通过对进食、洗澡、修饰、穿衣、控制大便、控制小便、如厕、床椅转移、平地行走及上下楼梯10项日常活动的独立程度打分的方法来区分等级的。

记分为0～100分。100分表示患者基本的日常生活活动功能良好，不需要他人帮助，能够控制大、小便，能自己进食、穿衣、床椅转移、洗澡、行走至少一个街区，可以上、下楼。0分表示功能很差，没有独立能力，全部日常生活皆需要他人帮助。

根据Barthel指数记分，将日常生活活动能力分成良、中、差三级。

＞60分为良，有轻度功能障碍，能独立完成部分日常活动，需要部分帮助；41～60分为中，有中度功能障碍，需要极大的帮助方能完成日常生活活动；≤40分为差，有重度功能障碍，大部分日常生活活动不能完成或需要他人服侍。Barthel 指数分级是进行日常生活能力测定的有效方法，其内容比较全面，记分简便、明确，可以敏感地反映出病情的变化或功能的进展，适用于做疗效观察及预后判断的手段。Barthel 指数记分法如表3-3所示。

(三) 日常生活活动能力评定的实施及注意事项

日常生活活动能力测定方法包括测试时的客观观察和记录两部分。

表3-3　日常生活活动(ADL)能力量表(Barthel指数)

姓名:	性别:	年龄:	诊断:	主管医师:
项目	评分	标准		评估日期
大便	0 5 10	失禁或昏迷 偶有失禁(每周<1次) 控制		
小便	0 5 10	失禁或昏迷或需由他人导尿 偶有失禁(每24小时<1次) 控制		
修饰	0 5	需要帮助 自理(洗脸、梳头、刷牙、剃须)		
如厕	0 5 10	依赖他人 需部分帮助 自理(去和离开厕所、使用厕纸、穿脱裤子)		
进食	0 5 10	较大或完全依赖 需部分帮助(切面包,抹黄油,夹菜、盛饭) 全面自理(能进各种食物,但不包括取饭、 做饭)		
床椅转移	0 5 10 15	完全依赖他人,无坐位平衡 需大量帮助(1~2人,身体帮助),能坐 需少量帮助(言语或身体帮助) 自理		
平地行走	0 5 10 15	不能步行 在轮椅上能独立行动 需1人帮助步行(言语或身体帮助) 独立步行(可用辅助器,在家及附近)		
穿衣	0 5 10	依赖他人 需一半帮助 自理(自己系、解纽扣,关、开拉锁和穿鞋)		
上下楼梯	0 5 10	不能 需要帮助(言语、身体、拐棍帮助) 独立上下楼梯		

姓名：	性别：	年龄：	诊断：	主管医师：
项目	评分	标准		评估日期
洗澡	0 5	依赖 自理（无指导能进出浴池并自理洗澡）		
总分				
评估人				

1.测试方法

（1）直接观察法

直接观察法就是由测定者亲自观察患者进行日常生活活动的具体情况，评估其实际活动能力。测定时，由测定者向患者发出动作指令，让患者实际去做。例如，对患者说"请你坐起来""请你洗洗脸""让我看看你是怎样梳头的"等，要逐项观察患者进行各项动作的能力，进行评估及记录。对于能直接观察的动作，不要只是采取询问的方式，要了解能做什么及完成的程度，并要竭力做到客观，避免主观，以防止患者夸大或缩小他们的能力。

（2）间接评估法

间接评估法是指对于一些不能直接观察的动作，通过询问的方式进行了解和评估。例如，通过询问了解患者是否能够控制大、小便等。

（3）日常生活活动能力测试室

日常生活活动能力测试室是用来做日常生活活动能力测定的场所，同时又是功能训练的一个单位。它为患者提供日常生活活动的基本条件，使康复医疗工作人员能够直接观察患者活动的具体情况。

日常生活活动能力测试室的设置，必须尽量接近实际生活的环境条件。具有卧室、盥洗室、浴室、厕所、厨房等必要的设备及其相应的日常生活用品。例如，床、椅、水龙头、电灯、辅助器等，而且要使一切设备、用具安置得像家里的实际情况那样，放在适当的位置上，以便患者操作。在康复中心或综合医院的康复部、康复病房内，应设日常生活活动能力测试室。北京的中国康复研究中心有一个现代的日常生活活动能力测试室，内有卧室、浴室（淋浴和盆浴）、盥洗室、厕所、厨房，包括床、椅、各式水龙头、各种门橱把手、各式电灯开关、厨房灶具及拐棍、轮椅等辅助器及其他日常生活必需用品。室内的一些设置配备有电动开关，可根据需要调整高低及左右位置。

这种测试室设备先进,使用方便,有利于日常生活活动能力的测定和功能训练。高层次的康复医疗机构可以参考。一般的康复医疗单位,可以根据各自的具体情况,设立一个符合基本要求的日常生活活动能力测试室。

2.测试记录

对日常生活活动能力的测定结果,即对患者日常生活基本功能的评估,必须做出客观的记录,记录要简明、可靠。为了评估康复疗效及功能进展情况,必须在记录中注明测定日期及测定者的姓名,以便比较。

3.注意事项

评定前应与患者交谈,让患者明确评定的目的,以取得患者的理解与合作。评定前还必须对患者的基本情况有所了解,如肌力、关节活动范围、平衡能力等,还应考虑到患者生活的社会环境、反应性、依赖性等。重复进行评定时应尽量在同一条件或环境下进行。在分析评定结果时应考虑有关的影响因素,如患者的生活习惯、文化素养、职业、社会环境、评定时的心理状态和合作程度等。

第三节 常用康复治疗技术和康复疗法

一、肌力训练

提高肌力、耐力、肌肉的适应性和协调性,对恢复运动和提高运动能力、防止运动再损伤、提高运动效率是十分重要的。肌力和耐力训练原则与常用的训练方法如下。

(一)肌力与肌耐力训练注意事项

训练前要做热身运动,损伤或术后早期训练要保护损伤部位;在使用负荷器材或设备前,要了解如何操作,治疗人员要介绍在使用设备时容易出现的问题;强调训练在个人能够承受的负荷范围内进行;逐渐增加负荷;训练要兼顾所有大肌肉群,包括健侧肢体,使其均衡进步;重力和有不安全因素的训练,如杠铃举重训练需要有人协助或保护;不要过度训练,容易再损伤;训练时注意正确呼吸,不要憋气,如举杠铃,上举时呼气,回到原位时吸气。

(二) 训练方法

1. 负荷强度训练

根据训练肌力和耐力的目标不同而有差异,高强度对提高肌力有效,低强度对增加耐力有效。

2. 训练量化

训练中将负荷量化的方法比较多,如反复一个动作的次数。例如,肌力训练直腿抬高,每次下肢伸直抬高,可加沙袋负荷3~5秒,回到原位,再重复该动作6~8组,重复1~3遍。肌耐力训练每个动作5~10秒,每次反复做20~50次,做1~5遍。每遍间隙至少休息2~3分钟。

3. 运动频率

最多2天训练1次,最少每周训练1次。

4. 超负荷训练

采用高于平时训练总量,可有效增加肌肉力量,使肌肉强壮。常用方法:增加强度,即重量或阻力;增加次数,即增加同一重量负荷下连续次数,用IRM计算,即仅能完成1次的最大负荷。

5. 肌力协调性训练

肌力协调性是指肌肉间相互配合的功能。不同的运动项目,应用的主要肌群不同,根据运动专项技能,在适当时机增加该专项运动的基础肌力训练项目,如足球运动员受伤恢复早期,注意训练下肢运动的肌力与灵活性,训练方式必须与足球运动的基础动作相仿,训练特定肌肉。只有结合实际的特定项目训练,才能达到增进肌力协调性训练目标的目的。

6. 增强髋部肌群肌力

患者取侧卧位,患腿在上,健腿在下,治疗人员面向患者站立,用两手托起患腿至水平位,然后让患者做主动全范围屈髋动作。

患者取侧卧位,患腿在上,健腿在下,用一滑板托起患腿至水平位,然后让患者做主动全范围屈髋动作。

患者取仰卧位,下肢屈髋、屈膝,治疗者面向患者站立,双手将下肢托起,屈髋、屈膝90°。下方手托住足跟及踝关节,上方手放在大腿远端,向足的方向施加阻力。

7. 增强髋后伸肌群肌力

取侧卧位,患腿在上,健腿在下,术者站在患者身后,用两手托起患腿至水平位,然后让患者做主动全范围伸髋动作。

患者取俯卧位,下肢伸直然后让其做全范围伸髋动作。

8.增强内收肌群肌力

患者取仰卧位,健腿往健侧外展,患腿伸直,用一滑板将患腿托至水平位,然后让其主动在滑板上全范围内收髋。

患者取侧卧位,患腿在下伸直,术者站在其侧面用双手托起健肢至外展位,然后让其主动全范围的抗阻内收髋,或站立位做全范围的抗阻内收髋。

9.增强髋外展肌群肌力

患者取仰卧位,两腿伸直,然后让其主动全范围外展髋。

患者取侧卧位,患腿在上伸直,然后让其主动全范围外展髋,或站立位做全范围外展髋。

10.增强髋内、外旋肌群肌力

取仰卧位,健肢伸直。术者站在患者患肢侧将患肢屈膝、屈髋90°,让小腿置于水平位,然后让其全范围内旋、外旋髋关节。

取仰卧位,健肢伸直,用吊带将患肢屈膝、屈髋90°,让小腿置于水平位,然后让其全范围内旋、外旋髋关节。

患者取坐位,在其踝部放一沙袋,让其做主动的内、外旋髋关节。

11.增强膝部肌群肌力

取侧卧位,双下肢伸直,患侧在上,做主动外展运动。

患者取侧卧位,双下肢伸直,患侧在上,用一滑板将患侧小腿托起至水平位,然后让其在滑板上主动全范围屈膝。

12.增强屈膝肌群肌力

膝部屈曲主动运动:患者取俯卧位,双下肢伸直。让其主动全范围屈膝,或站立位做全范围伸膝动作。

俯卧位,双下肢伸直,在其小腿的远端放一沙袋,然后让其做全范围屈膝抗阻训练,或将弹力带或弹簧的一端固定在床头,另一端固定在小腿的远端,做全范围屈膝。

13.增强伸膝肌群的肌力

取侧卧位,健侧下肢伸直,患侧在上,术者面向患者站立,并用双手将患侧小腿托起至水平屈曲位,然后让其主动全范围伸膝。

取坐位,做全范围的伸膝动作,可将沙袋放置于小腿远端,进行抗阻训练。

14.增强踝部背伸肌群的肌力

患者取卧位或坐位,做全范围的踝背伸动作。

将弹力带放在足背,两端固定在远端,做全范围背伸踝的动作。

15.增强踝跖屈肌群肌力

取侧卧,患肢在上,患肢置于水平位,做全范围的踝跖屈动作。

用弹力带做抗阻力全范围踝跖屈。

16.增强踝内、外翻肌群肌力

患者仰卧,双下肢伸直,做全范围的踝内、外翻动作。

坐位或站立位,让患者主动做全范围的踝内、外翻动作。

仰卧,双足分开,将弹力带绕在双足上并绷紧,训练时一足固定,另一足做外翻或双足同时外翻❶。

二、关节活动度训练

关节活动范围是指关节活动时所通过的运动弧。由于各种原因导致关节周围纤维组织挛缩与粘连,可使关节活动范围障碍,影响肢体功能。关节活动度训练的目的是运用多种康复训练的方法增加或维持关节活动范围,提高肢体运动能力。

(一)关节活动度训练的原则

在功能评定的基础上,决定训练的形式,如被动训练、主动—辅助训练和主动训练等。

患者处于舒适体位,同时确保患者处于正常的身体列线;必要时除去影响活动的衣服、夹板等固定物。

治疗师选择能较好发挥治疗作用的功能位。

扶握将被治疗关节附近的肢体部位,以控制运动。

对过度活动的关节、近期骨折的部位或麻痹的肢体等结构完整性较差的部位予以支持。

施力不应超过有明显疼痛范围的极限。

关节活动度训练可在解剖平面(额面、矢状面、冠状面)、肌肉可拉长的

---

❶励建安,刘元标,万桂芳,等:《康复治疗技术新进展》,北京,人民军医出版社,2015。

范围、组合模式(数个平面运动的合并)、功能模式等情况下进行。

在进行训练中和完成后,应注意观察患者总体状况,注意生命体征、活动部分的皮温和颜色改变,以及关节活动度和疼痛等变化。

(二)关节活动度训练的基本方法

1.被动训练

适用于肌力在3级以下患者。患者完全不用力,全靠外力来完成运动或动作。外力主要来自康复治疗师、患者健肢或各种康复训练器械。被动训练的目的是增强瘫痪肢体本体感觉、刺激屈伸反射、放松痉挛肌肉、促发主动运动;同时牵张挛缩或粘连的肌腱和韧带,维持或恢复关节活动范围,为进行主动运动做准备。

患者处在舒适、放松体位,肢体充分放松。

按病情确定运动顺序。由近端到远端(如肩到肘,髋到膝)的顺序有利于瘫痪肌的恢复,由远端到近端(如手到肘,足到膝)的顺序有利于促进肢体血液和淋巴回流。

固定肢体近端,托住肢体远端,避免替代运动。

动作缓慢、柔和、平稳、有节律,避免冲击性运动和暴力。

操作在无痛范围内进行,活动范围逐渐增加,以免损伤。

用于增大关节活动范围的被动运动可出现酸痛或轻微的疼痛,但可耐受;不应引起肌肉明显的反射性痉挛或训练后持续疼痛。

从单关节开始,逐渐过渡到多关节;不仅有单方向的,而且应有多方向的被动活动。

患者感觉功能不正常时,应在有经验的康复治疗师指导下完成被动运动。

每一动作重复10~30次,每天2次或3次。

2.主动—辅助关节活动度训练

在外力的辅助下,患者主动收缩肌肉来完成的运动或动作。助力可由康复治疗师、患者健肢、器械、引力或水的浮力提供。这种运动常是由被动运动向主动运动过渡的形式。其目的是逐步增强肌力,建立协调动作模式。

由康复治疗师或患者健侧肢体通过徒手或通过棍棒、绳索和滑轮等装置帮助患肢主动运动,兼有主动运动和被动运动的特点。

训练时,助力可提供平滑的运动;助力常加于运动的开始和终末,并随病情好转逐渐减少。

训练中应以患者主动用力为主,并做最大努力;任何时间均只给予完成动作的最小助力,以免助力替代主动用力。

关节的各方向依次进行运动。

每一动作重复10~30次,每天2次或3次。

3.主动关节活动度训练

适用于肌力在3级的患者,主要通过患者主动用力收缩完成的训练。既不需要助力,也不需要克服外来阻力。其目的是改善与恢复肌肉功能、关节功能和神经协调功能等。

根据患者情况选择进行单关节或多关节、单方向或多方向的运动,根据病情选择体位,如卧位、坐位、跪位、站位和悬挂位等。

在康复医师或治疗师指导下由患者自行完成所需的关节活动;必要时,治疗师的手可置于患者需要辅助或指导的部位。

主动运动时动作宜平稳缓慢,尽可能达到最大幅度,用力到引起轻度疼痛为最大限度。

关节的各方向依次进行运动。

每一动作重复10~30次,每天2次或3次。

4.四肢关节功能牵引法

四肢关节功能牵引法是通过将挛缩关节的近端肢体固定,对其远端肢体进行重力牵引,以扩大关节活动范围的一种关节活动度训练方法。适用于各种原因所致的关节及关节周围组织挛缩或粘连所致的关节活动度障碍患者。

根据患者关节障碍的不同,选用各关节专用的支架或特制的牵引器。

将所需牵引的关节近端的肢体固定于牵引器上。

在关节的远端肢体施加牵引力量,并使牵引力作用点准确落在被牵拉组织的张力最大点上。

牵引力量应稳定而柔和,患者的局部肌肉有一定紧张或轻度疼痛,但不引起反射性肌痉挛且可耐受。

牵引时间10~20分钟,使挛缩的肌肉和受限的关节缓缓地被牵伸。

不同关节、不同方向的牵引可依次进行,每天2次或3次。

5.连续被动运动(CPM)

连续被动运动是利用专用器械使关节进行持续较长时间的缓慢被动运动的一种训练方法。训练前可根据患者情况预先设定关节活动范围、运动速度及持续被动运动时间等指标,使关节在一定活动范围内进行缓慢被动运动,以防止关节粘连和挛缩。

(1)适应证

四肢骨折,特别是关节内或干骺端骨折切开复位内固定术后;人工关节置换术后,韧带重建术后;创伤性关节炎、类风湿关节炎滑膜切除术后,化脓性关节炎引流术后,关节挛缩、粘连松解术后,关节镜术后等。

(2)禁忌证

连续被动运动,如对正在愈合组织产生过度紧张时应慎用或推迟应用。

(3)仪器设备

对不同关节进行连续被动运动训练,可选用各关节专用的连续被动运动训练器械。训练器械是由活动关节的托架和控制运动的器械组成,包括针对下肢、上肢甚至手指等外周关节的专门训练设备。

(4)程序

按以下程序进行:①开始训练的时间可在术后即刻进行,即便手术部位敷料较厚时,也应在术后3天内开始。②将要训练的肢体放置在训练器械的托架上,并予以固定。③开机,选择活动范围、运动速度和训练时间。④关节活动范围,通常在术后即刻常用20°~30°的短弧范围内训练。⑤关节活动范围可根据患者的耐受程度每日渐增,直至最大关节活动范围。⑥确定运动速度,开始时运动速度为每1~2分钟为一个运动周期。⑦训练时间,根据不同的程序,使用的训练时间不同,每次训练1~2小时,也可连续训练更长时间,根据患者的耐受程度选定,每天1~3次。⑧训练中密切观察患者的反应及连续被动运动训练器械的运转情况。⑨训练结束后,关机,去除固定,将肢体从训练器械的托架上放下。

6.牵张训练

牵张训练是通过治疗师被动牵张患者的肌肉和肌腱,或患者通过自身的姿势改变进行主动牵张训练,使肌肉、肌腱和韧带恢复长度,肌张力降低,关节活动度增加的一种训练方法。

(1)适应证

由于各种原因所致肌肉、肌腱等软组织挛缩,关节活动范围受限,影响患者日常功能活动或护理的肌挛缩等。

（2）禁忌证

骨性关节活动障碍、新近的骨折又未做内固定、局部组织有血肿或急性炎症、神经损伤或吻合术后1个月内、严重的骨质疏松等。

（3）牵张训练的原则

牵张训练的原则：①牵张训练前的评定，明确功能障碍的情况，选择合适的训练方式。②患者处于舒适体位，必要时在牵张前应用放松技术、热疗和热身训练。③牵张训练时，牵张力量应轻柔、缓慢、持续，达到一定力量，持续一定时间，逐渐放松力量，休息片刻后再重复。④牵张后，可应用冷疗或冷敷，以减少牵张所致的肌肉酸痛，冷疗时仍应将关节处于牵张位。⑤在获得进展的活动范围内进行主动训练，可增加肌肉功能；同时加强肌肉之间的平衡能力训练。

（4）牵张训练的训练方式

第一，被动牵张是由治疗师用力被动牵引患者肢体的一种牵张方法。牵张训练前，先做一些低强度的运动或热疗，以使关节组织有一定的适应性；先活动关节，再牵张肌肉；被牵张的关节应尽量放松；康复治疗师的动作应缓慢、轻柔，循序渐进地进行；每次牵张持续时间10～20秒，休息10秒，再牵张10～20秒，每个关节牵张数次。关节各方向依次进行牵张，每天2次或3次；牵张中避免使用暴力或冲击力，以免损伤组织。

第二，自我牵张由患者依靠自身重量为牵拉力来被动牵张其挛缩的组织。常用的训练方法如下。

肩关节牵张训练面向墙面，患侧上肢前屈靠墙，手指尽力向上爬墙。如有墙梯，手指可通过墙梯尽力向上。身体尽量向前靠拢，即可牵张患侧的肩关节前屈肌；身体侧向墙面，患侧上肢的手指侧向尽力向上爬墙，即可牵张患侧的肩关节外展肌。每次持续时间5～10秒，重复10～20次，每天2次或3次；开始训练时肩关节有疼痛，牵张角度应小，时间应短，以后逐渐缩短身体与墙的距离，增加牵张角度与时间。

髂胫束牵张训练患侧侧身向墙，离墙站立，一只手撑墙，另一只手叉腰，做侧向推墙动作，使患侧髋部尽量接触墙壁，即可牵张患侧的髂胫束；每次持续5～10秒，重复10～20次，每天2次或3次；训练中应注意两脚平放于地面而不应离地，离墙壁距离可逐渐增加。

股内收肌群牵张训练两足分开站立，两手叉腰，重心移向健侧，同时稍屈健膝,患侧股内收肌群即被牵张;每次持续5~10秒,重复10~20次,每天2次或3次;如两侧均需牵张,即可左右训练。两足分开站立,距离可根据需要增加或缩小。

7.其他治疗

对关节活动度障碍患者还可配合其他治疗方法,如手法治疗,包括按摩、推拿、关节松动术等手法治疗,以及各种理疗方法等,可根据患者功能障碍情况加以选用。

(三) 注意事项

患者应在舒适的体位下进行,并尽量放松,必要时脱去妨碍治疗的衣物或固定物。

应在无痛或轻微疼痛、患者能忍受的范围内进行训练,避免使用暴力,以免发生组织损伤。

如感觉功能障碍者需进行关节活动度训练时,应在有经验的康复治疗师指导下进行。

同一肢体数个关节均需关节活动度训练时,可依次按从远端向近端的顺序逐个关节或数个关节一起进行训练。

关节活动度训练中如果配合药物和理疗等镇痛或热疗措施,可增加疗效。

三、运动损伤的物理治疗

物理治疗(physical therapy)是应用天然或人工的物理因素作用于人体以进行治疗、康复、预防、保健的方法。运动损伤的物理治疗是指针对不同的损伤特点,采用不同类型或不同剂量的物理治疗方法进行治疗。通常,运动损伤分为急性损伤和慢性损伤。物理治疗的方式也有区别。天然物理因素包括日光、海水、空气、泥沙等。人工物理因素包括电、光、声、磁、热、冷等。物理治疗是运动损伤常用的治疗方法。物理治疗学以独特的操作方式和疗效,解决骨关节与软组织在修复过程中的某些问题。例如,组织水肿、肌腱与肌肉损伤、疼痛、伤口不愈合、局部炎症、瘢痕增生、周围神经损伤、骨折愈合等。

选择几种物理治疗的方法综合治疗,或单用某种方法可改善局部组织血液循环和代谢,加速损伤组织的修复,起到消炎、消肿、止痛、缓解肌肉痉挛和改善功能作用。以下介绍几种常用的运动损伤的物理治疗方法。

(一) 中频电疗法

采用频率1~100kHz的电流治疗疾病的方法,称为中频电疗法(medium frequency electrotherapy)。中频电疗法包括等幅中频电疗法、干扰电疗法、正弦调制中频电疗法等。

适应证:主要适应于术后粘连、瘢痕、尿潴留、皮神经炎、注射后硬结、周围神经炎、扭挫伤、慢性软组织损伤、颈腰肌损伤等。

禁忌证:急性化脓性炎症、有出血倾向者、孕妇腰腹部、安装心脏起搏器者不宜。

治疗作用:中频电疗法目前使用十分广泛,常用于关节术后强化肌肉力量训练,防止肌肉萎缩的治疗,具有防止粘连、软化瘢痕、消肿止痛的作用。

1.改善血液循环

中频电作用后局部开放的毛细血管数增多,血流速度及血流量均有所增加,局部血液循环改善,增强了组织营养和代谢,可使水肿消散,致痛物质和炎症产物排出。

2.训练肌肉

1~50Hz的低频调制中频电流可用于训练肌肉,防止肌肉萎缩。中频电对人体组织作用的深度大于低频电。中频电流易于通过人体,达到较深的肌肉层。常用于术后肌肉运动训练中,预防肌肉萎缩,提高肌肉张力。

3.镇痛

有即时镇痛和多次治疗后的镇痛作用,中频电流对周围感觉神经粗纤维的非痛性刺激可产生镇痛效应。尤其是低频调制中频电流,其镇痛作用较明显,但单次治疗的镇痛作用维持时间不长。常用于软组织损伤,局部疼痛和肌肉损伤,对感觉神经没有强烈刺激。

4.软化瘢痕,松解粘连

电流刺激能扩大细胞间距,使粘连分离;消散慢性炎症,加快浸润吸收;促进血肿、硬结消散和软化。

5.消炎作用

中频电流对部分慢性非特异性炎症有效。

(二) 等幅中频电疗法

应用频率为1000~5000Hz的等幅正弦电流治疗疾病的方法称为等幅

正弦中频电疗法。其频率在音频范围,又习惯称音频电疗法。最常用的电流频率为2kHz。

适应证:主要适用于术后粘连、瘢痕、尿潴留、皮神经炎、注射后硬结、周围神经炎、扭挫伤、慢性软组织损伤、颈腰肌损伤等。

禁忌证:急性化脓性炎症、有出血倾向者、孕妇腰骶部、安装心脏起搏器者不宜。

治疗作用:在骨与组织损伤方面的应用,多用于预防和治疗瘢痕组织,治疗关节纤维性强直、扭挫伤、神经损伤、术后粘连、炎症后浸润硬化、关节周围炎、血栓性静脉炎、注射后硬结、血肿机化、狭窄性腱鞘炎、肌纤维组织炎等。

1.镇痛、止痒

用2kHz等幅电流作用于人体后痛阈明显上升,但单次治疗的镇痛作用维持时间不长。多次治疗可累积较好的镇痛效果。镇痛治疗常采用较高频率的电流。

2.促进血液循环

有利于消炎、镇痛和神经血管功能的恢复。

3.软化瘢痕、松解粘连

音频电疗法突出的作用,可使瘢痕颜色变淡、质地变软、缩小变平,并可使粘连松动解离,血肿、硬结消散软化。

4.消炎、消肿、消散慢性炎症,加快浸润吸收

经过半波整流的等幅中频电流再叠加直流电可以进行药物离子导入。

(三) 按时调制中频电疗法

调制中频电疗法又称脉冲中频电疗法,是由低频正弦电流调制的中频电疗法,称为正弦调制中频电疗法。临床多用计算机中频电疗仪,设备已设置不同种类和不同调幅度的调制波组合的多个处方。

1.镇痛

有显著的镇痛作用。以调幅度为50%的100Hz连调波的镇痛效果最好,变调波也有较好的镇痛作用。

2.促进血液、淋巴循环

间调波与变调波能促进血液和淋巴循环。

3.训练肌力

断调波可引起正常肌肉和失神经支配肌肉收缩,并可防止肌肉萎缩。

基本治疗技术:应用调制中频电疗仪。①电极选用导电橡胶电极或黏胶电极。②操作参照等幅中频电疗法。③采用半波正弦调制中频电流进行药物离子导入治疗,方法参照直流电药物离子导入。④更换处方应该先将电流输出调回零位,再缓慢调节输出钮使电流达到耐受剂量。

(四) 高频电疗法

采用频率在100kHz以上的电流治疗疾病的方法,称为高频电疗法(high frequency electro therapy)。高频电疗法包括达松伐尔疗法、中波疗法、短波疗法、超短波疗法、分米波疗法、厘米波疗法、毫米波疗法等。

适应证:高频电疗对各种炎症有较好的疗效,常用于软组织损伤、组织炎症、局部肿胀、组织疼痛和骨折的治疗。高频电的无热量剂量用于关节术后早期消退关节水肿,控制疼痛有较好疗效。

禁忌证:有出血倾向者、肿胀或有关节内积液者,要严格掌握超短波的剂量,通常只用无热量,以免加重局部组织充血、加重水肿和疼痛。控制疗程不宜过长,以免刺激结缔组织增生,增加组织粘连。

对人体组织的穿透深度,在达到一定能量强度的高频电疗法作用较深。

温热效应电能可以转变为热能,高频电具有热效应与非热效应。随着剂量增高,高频电疗法可产生明显的温热效应,并有不同的作用机制。而小剂量或脉冲式高频电作用于人体产生非热效应的治疗作用,可使感觉神经兴奋性下降,痛阈升高;可以加速受损的周围神经再生和传导功能的恢复。

非热效应又称为高频电磁振荡效应。患者治疗部位没有明显感觉,但机体组织会产生一系列生物物理效应。

1.电极放置法

对置法将两个电容电极相对放置于治疗部位的两侧或上下。

并置法将两个电容电极并列放置于治疗部位的同侧。

2.治疗强度

目前,高频电疗没有客观和准确的治疗剂量指标。人们通常将短波与超短波的治疗剂量按患者的温热感觉程度分为四级。

无热量(Ⅰ级剂量):无温热感,适用于急性炎症、急性损伤早期、水肿显著处。

微热量（Ⅱ级剂量）：刚能感觉温热感，适用于亚急性、慢性损伤。

温热量（Ⅲ级剂量）：明显而舒适的温热感，适用于慢性损伤。

热量（Ⅳ级剂量）：刚能耐受的强烈热感，适用于恶性肿瘤。

3. 治疗方法

急性损伤采用无热量，5～10分钟/次，1～2次/天，5～10次为一个疗程。

亚急性病采用微热量，10～15分钟/次，1次/天，10～15次为一个疗程。

慢性病采用微热量或温热量，15～20分钟/次，1次/天，15～20次为一个疗程。

（五）微波电疗法

微波波长范围为1mm～1m，频率范围为300MHz～3000GHz。医用微波电疗分为3个波段：分米波（波长1～10dm，频率300～3000MHz）、厘米波（波长1～10cm，频率3000～30000MHz）和毫米波（波长1～10mm，频率30000～300000MHz，即30～300GHz）。

临床上常用的厘米波为波长12.25cm、频率2450MHz的电磁波。分米波电疗法：69cm（433.9MHz）、65cm（460.1MHz）、33cm（915MHz）。毫米波电疗法：8.3mn（36.04GHz）。

适应证：一般治疗适用于肌筋膜炎、神经炎、关节损伤、关节滑膜炎、髌骨软化症、髌腱末端病、网球肘、软组织损伤、肌腱和韧带损伤、伤口延迟愈合、慢性溃疡、扭挫伤、颈椎病、腰椎间盘突出症等。

1. 热效应

微波辐射机体会使肌肉、内脏器官、体液产热量增高，局部温度升高显著。而骨骼、脂肪组织因含水量不多，对微波的辐射能量吸收也较低，温度不会明显升高。热效应具有解除痉挛、止痛、消散炎症等作用。

2. 非热效应

微波的非热效应较显著。对急性炎症阶段伤病有良好的消炎、镇痛、消肿作用。有抑制细菌、杀菌的作用。低功率、短时间的微波辐射对神经系统有兴奋作用。

注意事项：①不准无负荷开机，不准用金属板材料正面阻挡微波辐射，否则会损坏磁控管。②掌握正确的治疗剂量，急性炎症选择小功率，通常选择无热量；亚急性或慢性炎症选择中等或中等以上剂量。③暴露治疗部位，或者穿单层薄棉内衣裤进行治疗。④腹部治疗避免饱餐，以免造成胃肠道过热而导致糜烂、穿孔。⑤使用金属器械时要避免金属器械表面微波反射对眼部、对设备的损伤。⑥治疗伤口应避免油膏与湿敷料。⑦避免直接对眼部或四周环境辐射,以防止微波对人眼部的损伤,以及对环境的电磁波污染。⑧避免在头面部、小儿骨髓与阴囊部位进行治疗。

(六) 毫米波疗法

毫米波疗法(millimeter wave therapy)是通过极高频的谐振产生生物学效应和治疗作用,又称为微波谐振疗法。

适应证:肌筋膜炎、颈椎病、腰椎疾病、外周神经损伤、神经炎、骨关节滑膜炎、骨折、软组织扭挫伤与感染、伤口愈合迟缓、慢性盆腔炎、颞颌关节功能紊乱、癌痛、恶性肿瘤。

治疗作用:①消炎止痛改善组织微循环,加速渗出物排泄,促进水肿吸收,消散炎症;作用于神经节段、反射区时可调节相应区域的神经、血管或器官的功能,对局部或相关穴位可呈现较好的镇痛作用。②促进骨痂生长,可改善骨折端的血液循环,加速骨痂生长,促进骨折愈合。③增强免疫功能,实验研究中报告毫米波有增强免疫系统功能的作用。可保护骨髓造血功能,增强骨髓增殖,对癌细胞有抑制作用。

基本治疗技术:①将辐射器放在病患部位或穴位、痛点上,辐射器紧贴皮肤或隔1~2mm的间隙。②每次治疗20~30分钟。穴位治疗时每穴5~10~20分钟,每次2~4个穴位,总计时间30~40分钟,1次/天,10~15次为一个疗程。

注意事项:①毫米波辐射容易造成角膜、晶状体和虹膜的损伤,应注意防护眼部。②治疗的局部须保持干燥,以免毫米波被体表的水分吸收。③局部有金属异物者、孕妇、置有心脏起搏器者禁用或慎用。

第四章 常见损伤运动康复

第一节 踝关节损伤与康复

踝关节损伤是最常见的运动性损伤之一,不同的运动项目踝关节损伤的发生率各异,其中篮球发生率最高。踝关节在运动中具有非常重要的作用,一旦受损,通常给广大运动爱好者及职业运动员带来身体和精神上的伤害。踝关节损伤具有恢复时间长、患者活动受限性大等不利因素,康复治疗不当易形成慢性踝关节不稳、距骨异常活动等症状,给患者的学习、工作及职业生涯造成较大影响。因此,研究踝关节损伤后的康复治疗对于个人健康及国家体育事业的蓬勃发展具有积极的现实意义和价值。

踝关节由胫腓骨、距骨及其周围韧带构成,韧带分为三组:胫腓联合韧带、外侧副韧带和内侧三角韧带。内侧韧带比外侧韧带坚强,踝关节背伸时距骨前方嵌于踝穴内,提供了防止向外侧运动的限制。踝关节跖屈时,距骨最窄的部分位于踝穴内,致使骨性稳定性降低,增加了内翻损伤的风险。从踝关节损伤部位来看主要分布在外侧副韧带、腱鞘及其他软组织部位,在这之中又以外侧副韧带损伤最常见。

一、踝关节损伤类型

(一)踝关节急性损伤

在运动中发生踝关节损伤症状通常较为明显,主要表现为局部疼痛红肿或瘀青并伴有行走困难等不同程度的活动受限,严重者更易导致运动功能障碍。可由前抽屉试验、X射线检查、磁共振检查等判断并查明损伤部位及损伤程度。

(二)踝关节慢性不稳

踝关节急性损伤治疗及康复不当或某些先天因素等是导致踝关节慢性不稳的主要因素。患者疼痛和压痛虽不明显。但在日常生活特别是在运动过程中,常感脚踝部稳定性差,容易反复出现踝关节内外翻等损伤。相较于正常人群而言,踝关节慢性不稳的患者踝关节活动度明显增大,此现象不失为判断踝关节慢性不稳的一种简单却有效的方法[1]。

二、损伤因素

(一) 主观因素

1.准备活动不足

准备活动的目的是进一步提高中枢神经兴奋性,提高人体各器官系统的功能活动水平。这里既包括胫神经和腓神经的感知度及兴奋性,又包括与运动相关的肌肉、肌腱的弹韧性的增加。准备活动不足易致使踝关节表面腓骨长肌,胫骨前肌等相关肌肉及肌上支持带、韧带等因瞬时高强度发力而过度牵拉受损。

2.技术动作不合理或运动量过大

技术动作错误、不合理、不正确,违反人体解剖学和生物力学规律,从而导致运动损伤发生,此时多为急性损伤;人体的某些局部运动量过大,负荷长期过重,超出该组织所能承受的最大程度,而逐渐发生退行性病理改变,导致慢性运动性损伤发生。

3.踝关节所处位置的特殊性

双腿形如人体承重轴,而踝关节又是其轴上的脆弱点。此点在田径、足球等运动员及登山攀岩爱好者等群体上表现较为明显。因此,位置的特殊性导致了踝关节在个人日常生活特别是在运动过程中更易磨损。长此以往,可能导致踝关节慢性疾病的发生。

4.鞋的种类

鞋的种类也对踝关节具有一定影响。例如,拖鞋、硬底鞋等,难以在人的行走过程中起到有效和必要的缓冲作用,因此在行走过程中使原本不堪重负的踝关节雪上加霜。又如,高跟鞋增高了人体重心,增加了人体不稳定性,更易因磕绊或地面不平等客观因素摔倒,进而造成踝关节损伤。此外,经常穿高跟鞋会显著改变踝关节的正常功能,行走时人体必须由髋关节和膝关节代替以保持步态稳定,因此易导致踝关节慢性病变或膝关节炎等疾病发生。

---

[1]伊长松,姜磊,柴萌光:《关节疼痛及功能障碍的康复》,济南,山东科学技术出版社,2019。

(二) 客观因素

1.足踝部遭遇有害条件

因在不平的地面上,如包括本身地面不平或平整的地面上有障碍物时行走、跑步、跳跃或下楼梯时,足部因重心改变,受力不均易会出现突然翻转。此时踝关节跖屈位,踝关节内外侧韧带受到强烈的拉力作用极易受损。另外,当踝关节遭受外力作用如经物体碰撞、被物体拉伸等或足踝用力不当亦会造成踝关节的伤害。由于暴力大小不同其损伤程度也不同。其中,踝关节外侧的三条韧带中以距腓前韧带损伤最多。

2.气候条件对足踝部的影响

气候条件和运动息息相关,主要有降水、气温、气压、湿度、风、雾霾、降雨等。其中气温是人体最为敏感的要素,通常是对运动员的神经系统、内分泌功能及血压等有影响,最适宜温度是15~22℃。如果气温过高,运动员的体内能量消耗增大,易造成中枢神经疲劳,肌肉的活动能力显著下降。气温过低肌肉活动不开,肌腱及肌肉紧张、僵硬,导致动作不协调,极易形成足踝部损伤。

三、治疗

(一) 手术治疗

踝部韧带明显断裂,或者慢性损伤关节明显不稳定的患者需要手术干预。研究发现,距腓前韧带和跟腓韧带均发生断裂时,手术治疗满意率可达89%。手术包括韧带修补缝合、韧带止点重建,拉力螺钉内固定等。手术治疗的患者为了达到更好的恢复,同样需要在术后进行康复训练。

(二) 保守康复治疗

1.制动休息、抬高患肢制动休息

制动休息、抬高患肢制动休息是避免让踝关节再次负重出现二次伤害。对于轻度和中度患者,可以采用辅助器械,如拐棍、助行器、轮椅等帮助身体进行受力支撑,重度患者有必要采取石膏外固定的方法避免运动。

2.冷敷及加压包扎

在急性损伤后,血管损伤出血,局部迅速肿胀、青紫,及时地加压包扎可迅速减少出血。同时,血管在低温下容易产生收缩因此应迅速进行冷敷以进一步减少出血。一般采用局部冰袋20分钟的间隔冷敷,有效地减轻肿胀和疼痛。同时72小时后可改用热敷,活血化瘀,促进皮下淤血吸收,进一步减轻水肿。

3.外固定治疗

因为患者的认知及依从性较差,大多踝关节损伤后都不愿意到专科医生处就诊,为病情的恢复埋下了隐患。踝关节创伤后较轻微的韧带撕裂伤,可采用弹力绷带、夹板、石膏或外固定支具等固定踝关节在跖屈90°轻度内翻位置。外固定法在临床应用十分广泛,对损伤处固定,避免了过多的活动对伤处的不利影响。同时起到了制动休息的作用。

4.物理因子治疗

物理因子治疗技术是应用物理因子(如电、光、热、冷、水等)作用于人体,兴奋神经肌肉组织、镇痛、促进局部血液循环、减轻水肿、炎症、促进骨折断处骨膜的形成等,从而促进伤后机体康复。主要疗法包括局部TDP、电疗法(直流电疗法、低频脉冲电疗法、中频电疗法、高频电疗法等)、超声波疗法、磁疗法、光疗法(如红外线、紫外线、激光等)等。

5.主动功能锻炼

损伤轻微时,疼痛减轻后2周可尝试踝关节主动活动,逐渐负重行走,并进行肌力练习;疼痛消失后3周可进行肌力练习和各种康复运动。另外,传统中医药中活血化瘀药物的运用对踝关节扭伤也有一定疗效。

6.心理关怀

踝关节损伤通常给患者带来较大痛苦,影响其日常生活。同时,由于患者对于踝关节受伤的认知缺乏,产生不同的心理状态。有的患者抱着侥幸的心理不去就医,更不愿意接受医生带有约束性的正规治疗。还有的患者是患有踝关节旧伤久治不愈,产生恐惧后遗症而对医生不信任。还有的就是对于伤后的疼痛难以忍受,对可能产生的后遗症难以接受,情绪波动大。因此,对伤者根据病情进行必要的心理护理和心理疏导,让其正确地认识到自己的症状,树立信心,配合治疗,是整个康复治疗的基础与先导。

第二节 膝关节的损伤与康复

要康复膝关节损伤,首先必须缓解疼痛、肿胀和急性损伤的影响。受伤组织的愈合需要时间。对于膝关节手术或非手术治疗都是现实的。疼痛是恢复程度的重要标志。持续疼痛是进一步损害的明显警示。损伤早期或术后阶段，活动（带夹板或硬质的敷料）和拐棍支撑为康复提供了必要的时间并减轻了疼痛。

每个损伤后或手术后的膝关节都有不同程度的炎症。滑液组织炎症可继发于关节积血。血液刺激滑液组织发生水肿，此水肿加重疼痛。肿胀和渗出的减轻是损伤恢复的重要标志。紧接着 I.C.E.（冰敷、加压、抬高患肢）计划，是缓解肿胀和炎症。起初每天冰敷 4～8 次，每次 20 分钟，在膝关节上和冰袋下周围放一条毛巾，以避免冻伤皮肤。用绵制硬敷料垫和 Ace 包扎加压。每天重新包扎加压敷料 2～3 次。抬高患肢最好是仰卧位，抬高膝关节高于心脏。适当计量的阿司匹林（每天 4 次，每次 2 片）通常是首选药物，但是也可用非类固醇抗炎药物。

抑制疼痛和炎症的措施后，下一个目标是膝关节神经肌肉系统的再训练。损伤的或手术后的膝关节肌肉收缩时常导致疼痛。反射性反应的发生减少了肌肉收缩及疼痛，但也使肌肉失去了紧张性，导致相当快地萎缩。为最大限度减少此状况，应尽早开始练习。练习应在无痛情况下进行。若练习引起疼痛，就应减少次数和强度。如果康复延迟或早期疼痛时，可以进行肌肉电刺激或经皮神经刺激。有研究表明，肌肉刺激可阻止肌肉萎缩并产生肌细胞肥大。一旦神经肌肉系统再训练和肌肉强度建立，疼痛有时会戏剧性地消失，尤其是在伸肌装置和髌股关节功能紊乱时。

在讨论加强肌肉强度、力量和耐力的特定训练技术时，应当谨慎。过度有力的或不恰当的练习会对膝关节产生损害。髌骨表面非常脆弱。练习时，数倍于身体重量的负荷加于髌骨和股骨之间。通常，股四头肌进行 $90°～30°$ 练习时产生髌股关节痛，因此早期膝关节屈曲练习通常规定在 $0°～30°$。练习过程中应仔细注意疼痛和肿胀。在任何有力的练习前，延长康复时间经常是必要的。膝关节手术后，开始练习前必须给软组织充分的愈合时间。在制动期间，应在硬质敷料和夹板固定下进行某种练习。练习的设计应使患者保持兴趣，因为康复过程通常是漫长和乏味的。严重的韧带损伤和手术后，一年的康复时间是必要的。不断地鼓励会保持恰当康复方法和膝关节良好功能所需的动力。

除了特殊的膝关节练习，下肢的休息不可忽视。不可把所有注意力都放在损伤的膝关节上,最后会导致臀部和踝关节的肌肉组织费用性无力,妨碍完全恢复运动或可能导致其他损伤。全面的练习计划应包括背部、臀部、膝部和踝部的损伤或未损伤肢体的练习。还应当规定身体上部的练习计划。

无论是在急性未手术膝关节损伤、慢性膝关节疾病还是准备手术的膝关节损伤,恰当的康复方法是达到理想结果的关键。最终的功能恢复程度直接与治疗专家和教练员动员患者的专业技能、兴致和能力有关。

一、康复训练方法

较完备的康复原则前面已讨论过,本节讨论膝关节康复的常用的特殊的训练方法。所有膝关节损伤都会出现肌肉无力。疼痛消失和炎症及肿胀消退后的第一个目标是重获肌肉强度和移动度。对强度的考虑应多于力量、耐力、速度、柔韧性和协调性,因为没有强度就不能获得其他功能。

在膝关节康复的早期阶段,加强强度练习通常由等长练习开始,主要有以下几个原因。①关节活动超出移动度时会引起疼痛。②等长练习可在腿部使用夹板或硬制敷料下进行。③等长练习在完全伸展时对髌股关节产生较小压力或不产生压力,这对慢性髌股关节炎者很重要。等长练习应在损伤后或手术后即刻开始,可有效防止肌无力进一步发展,尤其是髌股关节紊乱时。要教会患者同时收缩股四头肌和腘绳肌。这样可在无关节活动时发展两组肌肉的强度,并可在膝关节屈曲的任何姿势完成上述练习。

教患者等长练习时,让运动员在桌上或床上取坐位或仰卧位,使膝关节伸直或处于微屈的舒适体位。运动员将手放于股四头肌上触摸肌肉收缩。通常,股肌内侧头在股四头肌中练习中最易被忽视和发生萎缩。运动员在练习时应尤其去感受内侧头的有力的、持续的收缩。锻炼时应一次收缩20秒,10秒放松,每次训练重复10次,每天进行6~10次练习。如果有疼痛和反射性抑制作用,就只能获得很少的收缩锻炼效果。

在等长训练中,经常用到"耸肩"原则。运动员收缩肌肉时,可感到强度的发展。在10秒收缩期间,他可能感到强度的减弱,需要增加收缩以重获肌肉的强度,这时就可以用耸肩的动作来增加紧张度。

离心性等动运动是膝关节功能康复时首选的运动方式,其康复的价值已被运动医学界认可,在锻炼时患者常采用坐位或卧位。特别值得注意的是训练前一定要做好支持带包扎❶。

二、膝关节支持带包扎

过去,体育运动指导者、教练员和队医都习惯使用传统的胶带包扎方法,以限制踝关节在体育运动中的活动范围。包括侧副韧带在内的踝关节的扭伤的发生率都很高,主要是过度的内外翻、旋所致。膝关节韧带同样面临着众多类型的扭伤。这些扭伤多是由于急停急转时的过分外翻、弓形腿和过度伸展所导致的。正确地使用支持带对踝关节和膝关节活动均能给予有效的保护。

在下肢支持带包扎时主要的注意事项:选择适当宽度的不易破裂的胶带;对直接包扎的皮肤进行最大限度的保护;为包扎准备适当的范围。这包括:①覆盖所有皮肤易受摩擦的区域。②保护潜在的摩擦区域。③在需要的时候才应用附属品或安息香胶;伸展弹力绷带85%~90%即可;所有胶带条的等高线都逐渐地向身体方向减少,以用来防止褶皱的产生;总是从高到低包扎,也就是说有利于心脏功能。

在膝关节区域应用包扎技术可以保护各种类型的韧带扭伤,这取决于损伤的类型、位置和程度,也就是说是属于内侧副韧带扭伤、外侧副韧带损伤还是拉伤。大多数竞技指导者在包扎膝关节的时候喜欢用适当宽度的不易撕裂的包扎带。一个有弹力的,又不易撕裂的包扎带提供了基本的强度,同时保持充足的活动性。

三、膝常见损伤的康复

(一) 挫伤、半月板损伤

其功能恢复的重心为恢复膝关节的可动区域及强化股四头肌。特别有必要对膝的上方内侧的被称为股内侧肌进行强化,因为这些肌肉会牢固地把膝关节锁住。但是膝关节受到撞击时它们就会萎缩变得软弱无力。与此同时,强化拮抗肌的腘肌腱、小腿部肌肉也是非常必要的。功能恢复的目标为大腿的直径和最大肌力同另一条健康的腿相比必须具有同等或同等以上的水平。

(二) 髌韧带的炎症、髌骨软骨软化症、滑膜囊损伤

其功能恢复是以恢复股四头肌的柔韧性为中心内容的。由于Q角度被

---

❶王丹丹:《青少年膝关节损伤虚拟康复训练产品设计》,秦皇岛,燕山大学,2020。

破坏及膝关节经常发生扭伤,因此获取大腿肌肉的平衡、恢复正常的膝关节屈伸是非常必要的。为此在获得踝关节正常活动的同时,强化髋关节的肌肉也是很重要的。如果是天生的 X 形和 O 形腿则不易恢复,但大多数是由于不均衡地使用肌肉所造成,所以为获取均衡的肌肉力量所进行的强化练习使恢复变为可能。

患有上述损伤的患者通过系统的离心性等动运动锻炼可获得满意的治疗效果。

当患者在做离心性等动运动锻炼的方案前,必须要把患膝在做向心性等动运动锻炼时没有产生明显的疼痛作为前提。如果在做离心性等动运动锻炼时肌肉的力量难以稳定膝关节,则应该以不超过 15°/秒的被动运动方式开始,然后引入离心性运动。当这种运动逐渐被患者所接受,则要逐渐增加抗阻的负荷量,同时重新设计离心性等动运动锻炼的方案。例如,分别以 30°、60°、90°每秒各做 10 次共 3 组重复的锻炼,当患者能以 120°/秒做股四头肌的抗阻离心性等动锻炼时,表明他的功能恢复非常理想。

需要注意的是:①在做上述锻炼时损伤部位不应产生明显的疼痛或不适,否则要及时调整在做上述锻炼时抗阻离心性等动锻炼的角速度或负荷量。②如果抗阻离心性等动锻炼后在晚上或第二天早上伤处出现较明显的痛感,也要及时调整在做上述锻炼时抗阻离心性等动锻炼的角速度或负荷量。③实践证明间隔 3~4 小时按上述方案锻炼一遍,其效果好于一天一遍的锻炼。④但锻炼的间隔时间小于 2 小时或每组锻炼超过 15 次,则会导致伤部出现延迟性的肌肉酸痛(DOMS),也削弱了肌力的锻炼效果。⑤如果利用每组的锻炼间隙时间做伤部的冰敷,对锻炼效果的巩固十分有利。⑥在支持带的帮助下锻炼,可有效地避免再损伤。⑦当患者完全恢复正常训练时,要逐渐解除或减弱支持带的帮助。

(三) 鹅足炎、髂胫韧带炎

鹅足炎和髂胫韧带炎都是由于过度训练使肌肉变得僵硬而引起的,所以功能恢复主要以缓解肌肉的紧张为重点。因为对连接在鹅足键及髂胫韧带周围腱的治疗效果不是很明显,所以恢复以臀大肌、中臀肌为首的髋关节周围肌肉的柔韧性的同时,恢复腘肌腱、股四头肌、胫前肌、小腿肌及下肢肌肉的紧张是最佳的治疗方法。踝关节、膝关节、髋关节的可动区域恢复到了正常状态,其他问题也就迎刃而解了。

第三节 髋关节损伤与康复

一、髋关节的康复目标

(一) 髋关节一般康复目标和原则

髋关节由髋臼与股骨头组成,其周围有强有力的肌肉层覆盖,人体中最深的关节,也是完善的球臼关节。髋关节损伤及术后,在明确诊断及手术后条件允许的情况下,应尽早进行系统的康复治疗,髋关节损伤及术后,早期应以关节活动度的练习为主。

1.髋关节骨折

髋关节常见的损伤:髋臼骨折、股骨颈骨折、股骨粗隆间骨折等。

2.髋关节疾病

髋关节常见疾病:髋关节骨性关节炎、股骨头无菌性坏死、弹响髋等。

(二) 关节活动度及运动功能

1.屈曲(也称为前屈)

髋关节的屈曲是指膝关节接近胸口的动作,"抱膝"等动作就是髋关节的屈曲。下肢完全伸直与身体成一条直线时(如正直站立),髋关节为0°。屈曲至最大为90°。

2.伸展(也称为后伸)

髋关节的后伸是指整个下肢向后抬起的动作,如俯卧(趴在床上)上身和腰部不动,腿向后抬起,就是髋关节的后伸动作。下肢完全伸直与身体成一条直线时(如正直站立),髋关节为0°。后伸至最大为15°。

3.外展

髋关节的外展动作,即是两腿分开的动作。双腿并拢时为0°,两腿分开至最大为45°。

4.内收

髋关节的内收,就是双腿并拢交叉腿的动作。双腿并拢时为0°,两腿交叉至最大为20°。

5.外旋

髋关节的外旋动作是指大腿向外侧的旋转动作。即平躺在床上,腿向外旋转,使两个脚尖尽量分开(脚腕不参与动作)的动作。脚尖正向上方为0°,两个脚尖尽量分开最大为45°。

6.内旋

髋关节的内旋动作是指大腿向内侧的旋转动作。即平躺在床上,腿向内旋转,使两个脚尖尽量靠近(脚腕不参与动作)的动作。脚尖正向上方为0°,两个脚尖尽量靠近最大为45°。

(三) 肌力及完成运动的肌肉

髋关节周围有许多肌肉,虽然比起肩肱关节重要性较小,但它也是维持髋关节稳定的另一个重要因素,髋关节的前面有髂腰肌,后面有许多的外旋肌,如股内肌、闭孔内肌等。在髋关节的外侧,有臀中肌、臀下肌、阔筋膜张肌等外展股,前部纤维同时可帮助内旋。

髋关节术后早期,肌力练习应以等长收缩为主,肌收缩时肌纤维长度不变,无明显的关节活动度的改变,术后中、晚期,逐渐增加肌力练习的方法次数[1]。

二、髂胫束挛缩术后的康复方案

(一) 弹响髋的损伤机制

在人体大腿骨外上方有一骨性隆起,即大转子。大转子的外侧有髂胫束通过。髋关节活动时,大转子与髂胫束之间摩擦,就会产生弹响。髂胫束因某些原因导致肥厚或紧张,或大转子过于突出,或有滑囊炎,就可以造成髋关节活动时两者相互摩擦产生弹响。如果髋关节弹响伴有疼痛则需要治疗。

(二) 弹响髋的治疗

弹响髋一般需要保守治疗,可以采用局部封闭、物理因子治疗。保守治疗无效可以手术行髂胫束松解。

(三) 弹响髋 (髂胫束挛缩) 松解术后康复治疗方案

1.早期:术后1周

术后麻醉消退后:卧床姿势采用自由无痛体位休息,可将下肢垫高以促进血液循环。

---

[1] 王旭,朱建福:《髋膝关节置换手术简明读本》,福州,福建科学技术出版社,2018。

踝泵练习：主动踝关节屈伸练习。最大限度地绷脚尖（向下踩）和勾脚尖（向上勾脚），在极限处停留2秒，反复进行。要求清醒时尽可能多做，至少150次/小时。此练习对于促进循环、消退肿胀、防止深静脉血栓具有重要意义，必须重视。

股四头肌：在不增加疼痛的前提下尽可能多做，大于500～1000次/天。可尽量避免肌肉萎缩，同时促进下肢血液循环。

腘绳肌：在不增加疼痛的前提下尽可能多做，大于500～1000次/天。可尽避免量肌肉萎缩，同时促进下肢血液循环。

2.术后1～3天

继续并加强以上练习；尽可能减少下床活动，经允许可持拐不负重行走。但只鼓励去厕所等生活必需的活动，不能以下地行走作为练习；下地行走后可进行"抗重力踝泵练习"，以促进肢体远端血液回流。动作与上面所述踝泵相同，只是自己用手或由他人帮助，将腿举到与床面垂直练习。可以在重力作用的帮助下更好地促进肢体远端的血液回流；开始尝试直抬腿。

尽量伸直膝关节后直腿抬高至足跟离床15cm处，保持患侧腿在体前交叉向对侧，肌肉完全放松自然下垂。至感到疼痛处保持5～10分钟为1次，每天练习2～3次。并继续加大角度。继续并强化直抬腿等肌力练习，以强化肌力。

第四节 颈椎损伤和胸椎损伤与康复

一、颈椎间盘突出症

颈肩痛是骨科常见病，多发病，尤其是颈椎病较为多见，发病率占22%左右，不论是保守治疗还是手术治疗，其康复训练都非常重要，但是人们通常只重视治疗而忽视康复训练，使治疗效果不理想，达不到预期目的，其实很多颈、腰痛病是可以通过康复训练预防的。

（一）康复训练的方法及注意事项

1.康复训练的方法

康复训练有以下方法：①含胸拔伸：取站立或坐位，两肩放松下垂，含胸,同时颈部尽量上拔,使用头顶球状持续5~10秒,重复10次。②左右旋转:取站位或坐位,双手叉腰,头慢慢向左右交替旋转至最大限度停留3~5秒,各重复10次。③"十"字训练:取站位或坐位,双手叉腰,用头慢慢画十字持续5~10秒重复10次。④"米"字训练:取站位或坐位,双手叉腰,用头慢慢画米字持续5~10秒,重复10次。⑤旋转运动:取站位或坐位,颈肩放松,呼吸自然,慢慢环转头颈,顺时针与逆时针交替进行,各重复20次。

2.康复训练中的注意事项

康复训练需要注意:①训练时间:每天早晚各1次,坚持终身。②训练强度:由弱到强,因人而异。③训练反应:在起初的1个月内或突然加大训练强度,原有症状加重属正常,坚持训练3个月后,症状可完全消失。④禁止长时间低头,仰头运动。⑤禁止长时间驾车,如颈部1个姿势超过2小时,需将颈部活动并做部分康复训练。⑥禁止大幅度突然运动。⑦养成正确的睡眠姿势保持颈部的生理曲度。

(二)结果

头部症状头晕、恶心和颈项肌肉紧张、酸痛、伴随双上肢疼痛、麻木减轻颈项肌肉紧张、酸痛症状缓解程度较明显;伴随双上肢疼痛,麻木改善次之;头部症状头晕、恶心缓解不理想,3例伴以脊髓型症状无改善。13例经过康复训练半年以上效果显著,9例症状改善不明显,其余症状无改善。康复训练后3个月症状缓解率平均77.0%,主观满意度优良率85.4%。末次随访时症状缓解率50.7%,主观满意度优良率65.4%[1]。

二、胸椎小关节紊乱症

有许多以胸痛为主诉就诊的患者,经心内科排除冠心病后,发现该病与胸椎小关节紊乱相关,经综合康复后,效果显著。

(一)资料与方法

49例以胸痛为主诉的患者,以持续性顿痛、隐隐作痛,可以忍受,无肩背部放射痛、嗳气、反酸和咽部哽噎感;排除冠心病并确诊为胸椎小关节紊乱症。其中男性36例,女性13例;年龄27~59岁;胸痛发作持续时间0.5~4小时;起病时间<1个月者12例,1~6个月者13例,7个月~1年者17例,1~2年以上者7例;经坐位或俯卧位检查:患者胸椎棘突旁有明显压痛点,尤从

---

[1]袁文:《颈椎退变性疾病》,济南,山东科学技术出版社,2017。

T2～6最为明显;32例患者伴有棘突错位,X线胸片示胸椎增生5例,余未见异常。

(二) 治疗方法

1.纠正不良姿势

教育患者保持直立坐位,避免驼背;坐位1～2小时后应适当活动。背部肌力训练做扩胸运动,每日10～20次;做颈部伸展运动,每日5～10次;胸背部推拿每次20分钟,治疗3～5天。

2.胸椎复位

患者俯卧位,治疗师先以指按法在错位关节周围按摩,然后以揉法在患侧背部按摩,以放松胸背部肌肉;再用掌根部按压偏斜的胸椎,同时嘱患者深呼吸,吸气时不用力,待呼气末以掌根部向斜上方作短促按压,但不可用力过猛,以免造成肋骨骨折。在按压过程中,可听到关节复位弹响声,患者疼痛消失。

3.物理因子治疗

胸痛时间较长者可给予远红外照射,功率为500W,频率为50Hz,每次治疗15～20分钟;或中频电治疗,频率为2～8kHz,每次治疗10～15分钟。治疗2～5天。

4.药物外敷

胸椎棘突压痛点可给予扶他林软膏或消炎镇痛膏外敷。

(三) 治疗结果

疗效标准痊愈为治疗后胸痛消失,完全不影响工作和生活;显效为胸痛明显减轻,长时间坐位会诱发轻微胸痛,行扩胸运动后消失;改善为胸痛较以往减轻,但长时间坐位可能会诱发胸痛;无效为治疗前、后胸痛无明显变化。

治疗结果治愈41例,占83.6%;显效5例,占10.2%;改善3例,占6.2%;无效0例,总有效率100%。治疗最短4次,最长15次,平均为7次。

随着生活水平的提高,冠心病发病率呈逐年上升趋势,人们对胸痛的重视程度增加,一旦出现胸痛首先联想到冠心病、心绞痛甚至心肌梗死。如果临床医生能通过简单的问诊及体格检查即可鉴别心源性和非心源性胸痛,对于提高临床诊治水平、节省医疗费用均有很大帮助。

胸椎小关节紊乱症临床上并不少见,多数是由于长期姿势不良引起背部肌肉劳损,严重者可导致胸椎棘突偏移。普通胸片较难发现该病变,但通过简单的物理检查就可发现胸椎棘突偏移。采用手法治疗具有矫正小关节错位,促进局部血液循环、改善局部软组织的血液供应,恢复正常的神经纤维路径,从而使临床症状消失。本研究结果显示,通过加强背肌训练,并辅以物理因子等治疗疗效更佳,为患者解除胸痛,减少了不必要的检查,为临床胸痛诊治提供新的思路。

第五节 肩关节损伤与康复

肩关节是上肢的主要关节,日常活动或体育运动多数由肩关节参与。肩关节损伤是田径运动中最常见的一种运动损伤,特别是"肩袖"损伤、肱二头肌、长头肌腱鞘炎和肩峰撞击综合征三种损伤在田径投掷项目中时有发生。因此,了解肩关节的解剖结构、损伤原因及如何防治肩关节损伤,对于广大教练员和运动员都是十分重要和必要的。

一、肩关节的解剖结构

肩关节是人体大关节中活动度最大的复杂关节,由3块骨(锁骨、肩胛骨和肱骨)、4个关节(肩锁关节、胸锁关节、肩胛胸壁间关节和盂肱关节)及连接它们的肌肉、肌腱和韧带组成。正常情况下肩部的四个关节同步运动,保证上肢运动的顺畅、协调。其中,盂肱关节属球窝关节,它是人体活动范围最大、骨性约束最小的关节。肩关节稳定性较差,主要体现在:关节盂较浅,肱骨头的面积远大于关节盂的面积,关节窝仅能容纳关节头的1/4左右;关节囊薄且松弛;关节唇较浅;周围肌肉不够发达。这一特殊的解剖结构使肩部易于受伤。

二、肩关节损伤的原因及临床表现

常见的肩关节损伤有以下三种。

(一)"肩袖"损伤

"肩袖"包括冈上肌腱、冈下肌腱、小圆肌腱和肩胛下肌腱,均起于肩胛骨,止于肱骨近端,包绕并维持肱骨头的稳定,控制肩关节的旋转,"肩袖"

对肩部的功能和稳定起着极其重要的作用。当运动员进行投掷时,由于过分地伸展肩关节附近的肌腱,反复完成超常范围的运动,从而使肌腱与骨及韧带不断摩擦,或肌肉的反复牵拉,使肌腱、滑囊发生微细损伤或劳损,导致"肩袖"损伤。其临床表现为:肩部前上方,沿上肢外侧向三角肌止点放射性疼痛,且反复发作,严重者影响睡眠,不能向患侧睡,关节活动度受限。

(二) 肱二头肌长头肌腱鞘炎

肱二头肌长头肌腱起于盂上结节,随后斜行跨越肱骨头,进入由肱骨大结节和小结节汇合形成的结节间沟。肱二头肌长头肌腱尽管位于关节内,但在挥臂投掷时,上肢于外展位屈肘关节时,肱二头肌长头肌腱易被磨损。长期摩擦或过度活动,使肌腱与腱鞘的摩擦增加,造成腱鞘滑膜层急性水肿或慢性损伤性炎症,局部发生渗出、变质,刺激神经末梢,引起疼痛。其临床表现为:早期肩前方疼痛,并向上臂放射,后期肩关节运动受限,举重物或上肢上举时疼痛加重。

(三) 肩峰撞击综合征

肩峰下关节由于结构或动力的原因在肩的上举、外展运动中发生肩峰下组织的撞击而产生的疼痛症状,称为肩峰撞击综合征,经常发生于投掷运动中。最常见的是由位于肩峰、喙肩韧带和肱骨头间的软组织与肩峰、喙肩韧带碰击,造成这些软组织发生无菌性炎症并引起疼痛,有时甚至发生嵌顿。其临床表现为:疼痛通常出现在肩关节前外侧,肩关节主动活动度下降,疼痛弧检查阳性,撞击试验阳性[1]。

三、肩关节损伤的防治

(一) 肩关节损伤后的治疗

损伤早期,应休息和冰敷,这样可减轻疼痛及肿胀。中后期主要用热敷、按摩、拔罐、药物止痛等;待肿胀、压痛等局部症状消失,即损伤基本修复时,开始轻微活动患肢,进行功能锻炼,以加强肩关节的柔软性练习为主。肱二头肌长头肌腱鞘炎还可以进行局部封闭治疗,严重的肩峰撞击综合征,可以进行手术,切除肩峰前外下方骨组织及肩峰超过肩锁关节的前突部分,并切除增厚的肩峰下滑囊。

---

[1] 孙鲁宁:《膝关节镜与肩关节镜手术康复指导》,南京,江苏凤凰科学技术出版社,2020。

(二) 肩关节损伤的预防

第一,准备活动一定要充分,肩关节损伤的发生最常见于准备活动不充分。

第二,掌握正确的投掷技术是预防肩损伤的关键,一定要建立正确的技术概念和发力顺序(下肢—躯干—上肢)。学习过程应循序渐进、由易到难,在尚未掌握正确技术动作前,练习强度不宜过大。

第三,加强肩关节周围肌肉的力量训练,使之强健有力,肩关节稳定而灵活。

第四,肩关节出现不适症状时,应及时调整运动量和运动强度。

第五,运动后对肩关节进行牵拉、热敷和按摩,同时要注意肩部保暖。

第六节 关节损伤与康复

关节运动受限、肌肉萎缩、骨质疏松、收缩、骨骼畸形和关节损伤引起的疼痛严重影响了伤员的生活、学习和工作。骨和关节损伤主要涉及脊柱和四肢软组织损伤、骨折、关节脱位等。关节运动、肌肉萎缩、骨质疏松和收缩需要很长时间才能恢复。骨和关节损伤的作用是有限的。只要得到及时有效的康复治疗,就能得到最大程度的康复,避免并发症和后遗症的发生,包括手术关节的收缩和功能限制,不手术。关节收缩和功能受限可以避免手术治疗来改善功能。

一、影响骨关节损伤功能康复的因素

(一) 骨折愈合因素

骨折的愈合通常需要修复造粒、骨的形成和成熟及骨折的形状。正确的固定是保证骨折顺利愈合的基本条件。虽然高质量的内、外固定装置在现代骨科手术中得到广泛应用,但通常需要限制骨折的上、下关节活动,特别是那些邻近关节或涉及关节的骨折,这无疑会对骨折肢体的功能恢复产生负面影响。

(二) 关节损伤因素

关节内损伤包括关节内骨折和关节内滑膜、软骨椎间盘、韧带损伤、关节表面不均匀会引起疼痛并加速关节内软骨磨损。损伤的软骨椎间盘会影响关节的运动功能,同时引起疼痛。关节韧带的损伤会影响关节的稳定性和关节的运动功能。滑膜损伤引起的急性或慢性关节炎症不可避免地会损害关节的运动功能。关节囊损伤和邻近关节的骨、软组织损伤也会对关节的运动功能产生不良影响。

(三) 软组织损伤因素

由于现代的检查技术无法准确区分软组织损伤的程度,软组织损伤程度的判断基本上取决于临床医生的知识和经验,结果不准确通常导致选择治疗不当。再加上我国传统的软组织损伤处理方法的影响,外固定在修复损伤组织方面的应用还不够。因此,修复受损的软组织是不完整的,并成为运动限制和运动恢复的主要原因,特别是肌腱和韧带。

(四) 不合理活动

不合理的早期运动训练,撕裂组织得不到保护和修复,是导致损伤后功能性受限和慢性疼痛的主要原因。损伤早期的强被动活动会影响损伤组织的修复,损伤后期的强被动活动会导致修复后的组织再次撕裂,创造新的附着力,影响关节功能的恢复❶。

二、骨关节损伤康复方法

为了消除或减少上述因素对骨关节损伤患者功能恢复效果和功能恢复过程的影响,要在以下几个方面做好工作,尽量减少患者的功能损失,缩短康复期。

(一) 骨科与康复科协作

关节损伤治疗的第一阶段是骨科,骨科医生对康复重要性的认识和重视是非常重要的。在关节损伤的治疗中,骨科医生考虑了康复的问题,为早期的康复干预提供了机会。骨科医生通过对骨关节损伤的认识和技术优势,减少了影响骨关节损伤修复的不利因素,为患者的康复治疗提供了良好的局部条件。康复医生或治疗师可以参加骨科部门的调查和讨论,及时准确地掌握病人的伤势,使康复治疗只能按照骨科医师的要求进行,使其在早期可以避免。在康复过程中,可以采用可能影响损伤修复的治疗方法。因

---

❶周定军,张阳普:《关节强直针刀整体松解治疗与康复》,北京,中国医药科技出版社,2019。

此,骨科与骨科的医疗工作相结合,有利于骨科治疗效果的提高和康复工作的顺利开展,并且可以达到尽快恢复患者功能的目的。康复医生和康复治疗师应在与骨科医生关系良好的基础上,选择康复效果好的病例进行康复治疗,恢复康复时受损的骨关节功能。对于训练效果不佳的患者,其手术指征和手术改善功能低于非手术的患者,应邀请骨科医生在术后进行手术,对患者进行康复治疗,最大限度地恢复损伤骨和关节的功能。

(二)康复早期介入

骨关节损伤前无功能限制,损伤后及时康复治疗是功能障碍的结果。早期的康复治疗可以明显减少创伤反应,促进受伤组织的修复,减少创伤造成的疼痛。早期运动治疗可以减少和防止关节收缩和粘连,减少肌肉萎缩和肌肉收缩力的损失,并为以后的功能恢复训练创造条件。与早期接受康复治疗的患者相比,未接受早期康复治疗的患者,功能恢复时间延长,康复效果差,康复治疗疼痛明显。

(三)避免过度治疗和治疗不足

骨关节损伤的功能恢复过程是渐进的,即存在自然恢复过程,恢复处理可以缩短过程的时间,提高功能恢复程度。过度治疗和治疗不足主要表现在运动过程中,过度治疗和缺乏信心的治疗不利于康复;并对康复医生和康复治疗师在工作中的经验进行总结。

康复治疗并不是大多数骨关节损伤患者的通用处方。康复治疗后,可获得良好的功能康复。然而,康复并不是一种普遍的治疗方法,在许多骨关节损伤患者中,有些人会对功能的改善不满意,或无法康复。对于这一部分人的出路,我们应当采取除医疗康复以外的其他康复措施,如职业康复、社会康复方法,使这些人能够获得生活、工作的能力,回归社会,回到家庭,获得工作的能力。对于没有剩余功能和康复潜力的病人,康复的任务是教育他们了解自己的生活,照顾他们返回家庭和社会的能力和生存。

第五章 常见伤病运动康复

第一节 常见慢性运动系统疾病的运动康复

一、颈椎病的运动康复

(一) 概述

颈椎病是一种综合征,又称颈椎综合征。它常见于中老年人,是由于人体颈椎间盘逐渐地发生退行性变、颈椎骨质增生,或颈椎正常生理曲线改变后刺激引起的一组综合症状。这类患者轻则感到头、颈、肩及臂麻木,重则可导致肢体酸软无力,甚至出现大小便失禁及瘫痪等。

颈椎位于缺少活动的胸椎和重量较大的头颅之间,其活动度较大,又需支持头部使之保持平衡,故颈椎容易发生劳损,尤其以下颈椎为甚。由于颈部长期劳损,其椎间盘组织以及骨与关节逐渐发生退行性变,影响附近的神经、脊髓、椎动脉而出现各种临床症状。

1.临床表现与诊断

颈椎病的临床表现以病变部位、受压组织及压迫轻重的不同而有所不同。其症状可以自行减轻或缓解,也可反复发作;个别病例症状顽固,影响生活及工作。根据临床症状大致分为神经根型、脊髓型、椎动脉型及交感神经型。然而在临床上多为混合型颈椎病。

(1)神经根型颈椎病

神经根型颈椎病主要症状有颈肩背疼痛及颈神经刺激或者受压症状。其重要体征为:①颈部有不同程度的畸形及僵硬现象。②压痛点在颈脊神经的颈椎横突下方及其背支配的区域。③椎间孔压缩试验阳性。④臂丛神经牵拉试验阳性或压头试验阳性。⑤颈神经受到刺激时,其远隔部位早期表现为疼痛过敏,当受到压迫较重或者时间较久时,其远隔部位表现为感觉减退。⑥支配肱二头肌及肱三头肌腱的主要神经兴奋时,腱反射活跃,反之,则腱反射减退或消失。⑦神经根受到压迫后,轻者其所支配的肌肉力量减弱,重者可以见到肌肉萎缩。

（2）脊髓型颈椎病

脊髓型颈椎病有以下症状:①出现于一侧上肢或两侧上肢的单纯运动障碍,单纯感觉障碍或者同时存在的感觉及运动障碍。②出现于一侧下肢或两侧下肢的神经功能障碍。③偏侧症状:出现于同侧上下肢的感觉及运动障碍。④交叉症状:出现于一侧上肢和对侧下肢的感觉或运动障碍。⑤四肢症状:出现于四肢的神经功能障碍。⑥头部症状:主要表现为头痛、头晕或头皮痛。⑦骶神经症状:表现为排尿或排便障碍。

（3）椎动脉型颈椎病

椎动脉型颈椎病有以下症状:①椎动脉供血不足的典型症状:发作性眩晕、复视伴有眼震,有时出现恶心、呕吐,甚至耳鸣、耳聋。②脑干症状:肢体麻木、感觉异常、持物落地。③枕部跳痛。④发作性昏迷。

（4）交感神经型颈椎病

交感神经型颈椎病症状:①头痛或偏头痛、头沉、头昏,枕部痛或颈后痛。②眼裂增大、视物模糊、瞳孔散大、眼窝胀痛、眼目干涩等。③心跳加快、心律失常、心前区疼痛和血压升高等。④肢体怕凉怕冷,局部温度偏低,或肢体遇冷时有刺痒感,继而出现红肿或疼痛加重。⑤发汗障碍。

交感神经抑制症状有头晕眼花、眼睑下垂、流泪、鼻塞、心动过缓、血压偏低、胃肠蠕动增加或嗳气等。

（5）颈椎病的X线检查

正位片观察有无寰枢关节脱位、齿状突骨折或缺失。第7颈椎横突有无过长,有无颈肋。钩锥关节及椎间隙有无增宽或变窄。

侧位片:①曲度的改变,颈椎发直、生理前突消失或反弯曲。②异常活动度,在颈椎过伸过屈侧位X线片中,可以见到椎间盘的弹性有改变。③骨赘椎体前后接近椎间盘的部位均可产生骨赘及韧带钙化。④椎间隙变窄,椎间盘因为髓核突出,椎间盘含水量减少发生纤维变性而变薄,表现在X线片上为椎间隙变窄。⑤半脱位及椎间孔变小,椎间盘变性以后,椎体间的稳定性低下,椎体通常发生半脱位,或者称为滑椎。⑥项韧带钙化,项韧带钙化是颈椎病的典型病变之一。

2.康复评定

一般状况评定：①颈椎活动范围。②肌力的评定。③感觉和反射的测定。④疼痛与压痛点的测定。⑤肌电图和神经传导测定。⑥影像学的评定。⑦能力评定。

专项评定：主要是脊髓型颈椎病的功能评定。颈椎JOA评分的评价项目比较全面，包括了上肢功能、下肢功能、感觉障碍及膀胱功能，分别进行评分，便于进行简单的统计学分析。该方法基本上能客观地对脊髓型颈椎病的脊髓功能做出评价。根据术前与术后的评分可以计算出改善率，进行疗效评价并便于研究和交流。

(二) 颈椎病的运动康复

颈椎病患者应注意日常工作、生活的体位。颈部屈伸体位与颈椎承受的压力关系密切，正常的颈椎姿势是颈部保持中立位，若颈部前伸屈下颈椎的压力会随之逐步加大。长时间低头或仰头可造成颈椎周围的肌肉、韧带、关节囊的松弛和劳损，影响颈椎稳定。所以工作、生活时颈部都要保持正确的姿势，计算机、电视应置于略低于平视位置。椎动脉型颈椎病应避免诱发疾病的体位及动作。睡眠时枕头的高度应以保持颈部的生理曲度为准，避免过高或过低造成颈椎过伸或过屈，枕头的硬度也要适中。

根据患者的病情情况可采用佩戴颈托和围领、颈椎牵引疗法，常用的是枕颌带牵引（适用于脊髓型颈椎病以外的各类型颈椎病），并采用物理因子（低中频电疗、超短波、温热疗法）治疗等。

颈椎病保守治疗康复方案如下。

1.活动期

为维持颈部周围肌肉的力量，应进行颈部抗阻等长肌力练习，在最用力处保持10秒为1次，10次/组，2～3组/天，最好是对照镜子练习，确保练习时颈部肌肉用力，但头部不偏向任何方向，保持在中立位。

2.恢复期

恢复期后应继续加强肌力练习，进一步提高颈部的稳定性，及确保在逐渐恢复日常生活活动时颈部的安全，并且尽量避免复发。

在床边抬头颈部肌力练习仰卧位时，胸部在床边，头和颈部在床外，保持头颈与身体呈一条直线。可双手抱头或双臂伸直向上举以增加难度，在最用力处保持10秒或保持此姿势至力竭为1次，10次/组，2～3组/天。

颈部活动度训练颈部医疗体操,在颈部有牵拉感或微痛处保持10~15秒,5次/组,1~2组连续练习,2次/天。练习前必须由专业医生指导,了解哪些方向的活动可以做,哪些则应尽量避免[1]。

二、肩周炎的运动康复

(一) 概述

肩周炎又称肩关节组织炎,这是肩周肌肉、肌腱、滑囊和关节囊等软组织的慢性炎症,50岁左右的人比较常见。办公室的工作人员由于长期伏案工作,肩部的肌肉韧带经常处在紧张状态,故50岁以下人群中也不少。中医认为本病由肩部感受风寒所致,又因患病后胸肩关节僵硬,活动受限,好像冻结了一样,所以称"冻结肩""肩凝症""漏肩风""五十肩"。

1.临床表现

肩周炎一般起病较为缓慢,病程较长,病史多在几个月甚至1~2年,临床以肩痛、肩关节功能活动受限和肩部肌肉萎缩等为症状。肩周炎临床大致可分为疼痛期、冻结期和恢复期。

疼痛期:疼痛期又称为早期、急性期或冻结进行期,持续时间为10~36周。该期主要的临床表现为肩关节周围疼痛。疼痛剧烈,夜间加重,甚至影响睡眠。压痛范围较为广泛,在喙肱韧带、肩峰下、冈上肌、肱二头肌长头腱、四边孔等部位均可有压痛表现,伴有肌肉痉挛和肩关节活动受限。但主要是局部急骤而剧烈的疼痛,反向性地引起肌肉痉挛。因此,肩关节本身还有一定范围的活动度,一般外展为45°~75°,后伸10°~30°,外旋30°,上举110°。

冻结期:冻结期又称为中间期,慢性期或僵硬期。持续时间为4~12个月。该期患者疼痛症状减轻,但压痛范围仍较为广泛。由疼痛期肌肉保护性痉挛造成的关节功能受限已发展到关节挛缩性功能障碍,肩关节活动功能严重受限,肩关节周围软组织广泛粘连、挛缩,呈"冻结"状态。各方向的活动范围明显缩小,以外展、外旋、上举、后伸等最为严重,甚至影响日常生活,如梳理头发、穿脱衣服、举臂抬物、向后背系扣、后腰系带等动作均有一定程度的困难。做外展及前屈运动时,肩胛骨随之摆动而出现"扛肩"现象,严重者可见三角肌、冈上肌、冈下肌等肩胛带肌,尤其是三角肌的失用性萎缩。

---

[1]周伟,周德强,周子秋,等:《设运动系统疾病的命名和分类》,临床医药文献电子杂志,2017,4(14),2730-2731。

恢复期:恢复期又称末期、解冻期或功能恢复期。持续时间为5~26个月。该期不仅疼痛逐渐消减,而且随着日常生活、劳动及各种治疗措施的进行,肩关节的活动范围逐渐增加,肩关节周围关节囊等软组织的挛缩、粘连逐渐消除,大多数患者的肩关节功能恢复到正常或接近正常。不过肌肉的萎缩则需较长时间的锻炼才能恢复正常。虽然肩周炎是自限性疾病,但其症状总的持续时间可达12~42个月。由此表明,肩周炎即使可自发地恢复,但这一过程需要相当长的时间。一般认为,恢复期的时间长短与疼痛期的时间长短相关,即疼痛期时间短者,其恢复期相对也较短,反之则长。症状的严重程度与恢复期时间长短没有相关性,即症状重者,不一定恢复期长,症状轻者,不一定恢复期短。恢复过程也并非呈直线形发展,肩关节功能运动的改善有时会出现起伏,甚至停滞。而且,大约有1/10的患者在恢复期后仍存在不愿参加娱乐活动,运动量相对较小等轻微的自我运动限制,被动运动检查也可发现轻微的被动运动受限的表现。这说明某些肩周炎患者的肩关节运动功能可能在恢复期后也会遗留一些症状。

2.影像学表现

X线检查多为阴性,病程久者可见骨质疏松。

(二)肩周炎的运动康复

肩周炎的治疗原则是针对肩周炎的不同时期,或是其不同症状的严重程度采取相应的治疗措施。一般而言,应以保守治疗为主,若诊断及时、治疗得当,可使病程缩短,运动功能及早恢复。

1.早期

由于本期病变主要位于关节囊,以炎症造成的疼痛为主,关节活动因疼痛而受限,所以本期的治疗目标是以缓解疼痛,避免造成粘连为主。主要运动手法是关节活动度(ROM)练习,以促进肩关节周围血液循环,加速炎性物质代谢,缓解局部组织的痉挛。下面以右侧肩部为例进行介绍。

(1)摆动练习

首先是肩关节的前屈、后伸方向的摆动,待适应基本无痛后增加内收、外展方向的摆动,然后增加环绕(划圈)的动作,一般每个方向20~30次/组。疼痛明显时在健侧手的保护下摆动手臂。

(2)耸肩练习

双臂自然垂于身体两侧,向上耸肩,于最高位置保持5秒,放松1次,反复进行,每次5分钟,2~3次/天。可用健侧手托住患侧肘部以保护,在不增加肩部疼痛的前提下完成。

(3)扩胸练习

双臂自然垂于身体两侧,双肩后张做扩胸动作,于最高位置保持5秒,放松1次,反复进行,每次5分钟,2~3次/天。可用健侧手托住患侧。

(4)含胸练习

双臂自然垂于身体两侧,双肩向前做含胸动作,于最高位置保持5秒,放松1次,反复进行,每次5分钟,2~3次/天。可用健侧手托住患侧。

2.冻结期

在肩周炎的冻结期关节功能障碍是其主要问题,疼痛通常由关节功能障碍所引起。治疗重点以恢复关节运动功能为目的。在这一阶段,应坚持肩关节的功能锻炼。除了被动运动之外,患者应积极主动地配合,开展主动运动的功能训练,主动运动是整个治疗过程中极为重要的一环。

(1)仰卧肩前屈

仰卧肩前屈至感到疼痛处保持并轻微颤动1~2分钟为1次,3~5次/组,1~2组/天。并逐渐增加被动活动角度。

(2)仰卧肩外展

仰卧肩外展至感到疼痛处保持并轻微颤动1~2分钟为1次,3~5次/组,1~2组/天。并逐渐增加被动活动角度。

(3)仰卧肩后伸

仰卧肩后伸至感到疼痛处保持并轻微颤动1~2分钟为1次,3~5次/组,1~2组/天。并逐渐增加被动活动角度。

(4)仰卧外展位外旋

仰卧外展位外旋至感到疼痛处保持并轻微颤动1~2分钟为1次,3~5次/组,1~2组/天。并逐渐增加被动活动角度。

(5)仰卧外展位内旋

仰卧外展位内旋至感到疼痛处保持并轻微颤动1~2分钟为1次,3~5次/组,1~2组1天。并逐渐增加被动活动角度。

(6)水平内收

水平内收至感到疼痛处保持并轻微颤动1~2分钟为1次,3~5次/组,1~2组/天。并逐渐增加被动活动角度。

（7）水平外展

水平外展至感到疼痛处保持并轻微颤动1～2分钟为1次，3～5次/组，1～2组/天。并逐渐增加被动活动角度。

（8）手背后

手背后至感到疼痛处保持并轻微颤动1～2分钟为1次，3～5次/组，1～2组/天。并逐渐增加被动活动角度。同时强化肌力训练，以提高肩关节主动活动的范围，并加强关节的稳定性。

（9）前平举抗阻训练

早期肌力较差时可以屈肘前平举。即屈肘90°，手臂在体前抬起至无痛角度，不得耸肩，于最高位置保持10秒为1次。力量增强后伸直手臂同时手握一定负荷进行，20～30次/组，组间休息30秒，4组连续练习，2～3次/天。

（10）侧平举抗阻训练

早期肌力较差时可以屈肘前平举。即屈肘90°，在体侧抬起至无痛角度，不得耸肩，于最高位置保持10秒为1次。力量增强后伸直手臂同时手握一定负荷进行，20～30次/组，组间休息30秒，4组连续练习，2～3次/天。

（11）抗阻外旋

手握一弹性皮筋一端，皮筋另一端固定于某处，向外侧用力牵拉皮筋，于最大角度保持10秒为1次，20～30次/组，组间休息30秒，4组连续练习，0～3次/天。

（12）抗阻内旋

手握一弹性皮筋一端，皮筋另一端固定于某处，向内侧用力牵拉皮筋，使手接近身体，于最大角度保持10秒为1次，20～30次/组，组间休息30秒，4组连续练习，9～3次/天。

3.恢复期

在恢复期以消除残余症状为主，主要以继续加强功能锻炼为原则，增强肌肉力量，恢复在疼痛期已发生失用性萎缩的肩带肌肉，恢复三角肌等肌肉的正常弹性和收缩功能，以达到全面康复和预防复发的目的。

（1）抱头张肩

后背靠墙站立，上身保持中立位，双手交叉抱于头后，肘关节用力向后张开，以手臂和肘去接触墙面。

（2）推桌子

保持身体的前倾以及双上肢开于桌边，既不能"扩胸"，也不能"含胸"，连续练习3～5次为1组，2～3组/天。

第二节 常见慢性代谢综合征的运动康复

一、心血管疾病的运动康复

（一）概述

1.何为心血管疾病

心血管疾病是我们日常生活中最常见的慢性病之一，因此谈到它我们都不陌生，如果要对心血管疾病进行详细解释或给它下一个准确的定义，恐怕连许多医生（非心血管科的医生）也很难说得准确。但是作为一名罹患心血管疾病的患者或者作为一名心血管疾病的运动康复治疗师，弄清心血管疾病为何物是必需的。

在医学上，心血管疾病是心脏疾病和血管疾病的统称，也可以说是心脏、血管系统疾病的统称。

因为这些种类的疾病有着共同的或相似的病因、发病机制和治疗手段，所以医学上将这些病归为一类，即心血管疾病。例如，我们平常所说的动脉粥样硬化是指脂肪组织在血管内壁的沉积，这种现象通常发生在全身多部位的血管，而心脏冠状动脉血管的粥样硬化危害最大，所以大家谈到动脉硬化似乎就只知道冠心病。当心脏冠状动脉发生粥样硬化时，供应心肌的血流量就会受到影响，导致心肌缺血，长此以往，心肌就会受到损害。而当冠状动脉完全被堵塞时，心肌梗死就发生了。发生在脑部的动脉硬化同样是经历了这样的过程，当脑部某个部位的动脉血管完全被堵塞时，脑梗死就发生了。当动脉硬化和血液栓块同时发生时，最容易导致心肌梗死、脑梗死、肺栓塞等。这些都是危及生命的急病、重病，其抢救的手段都是用快速溶栓、扩张血管来治疗。

在美国、欧洲，甚至有些发展中国家，心血管疾病已成为健康的第一杀手。据世界卫生组织的报道，全世界每年死于心血管疾病的人数高于死于癌症的人数,心血管疾病排在人类死因的第一位。仅一年,全球死于心血管疾病的人数就高达1750万人,占总死亡人数的30%。其中有760万人死于心脏病,570万人死于脑血管疾病。而在这些总死亡人数中,80%的人来自中、低收入的发展中国家。我国医学统计所得的疾病死亡普查中,心血管疾病的患病率和死亡率均居榜首。而且在大量的农村人口中,心血管疾病的患病知晓率也较低,因此,针对心血管疾病的健康普查和健康教育在我国广大的农村地区显得尤为迫切。

在医学界,人们习惯地将心血管急症称为心血管事件,而将脑血管急症称为脑血管意外。心血管事件和脑血管意外都是因为血管堵塞,心脏和脑部供血受阻造成的。而血管堵塞则是由于脂肪在血管内壁沉积,造成血管管腔狭窄、管壁弹性减退,血流受到不利影响。特别是当血液中有斑块存在时,斑块被阻塞在血管狭窄处时,心血管事件或脑血管意外就发生了。世界卫生组织总结了大量的医学研究成果后提出,造成脂肪在血管壁沉积的三大致因是:吸烟、不健康的饮食和缺乏运动。

研究表明,心血管损伤是从青少年时期开始积累的,心血管疾病发病时,其病理效应可能已积累了十几年甚至几十年。因此,当人们检查发现患了心血管疾病时,其动脉粥样硬化已进展到了一定程度。所以,心血管疾病的预防应从青少年开始,最主要的预防措施就是健康饮食、合理运动、避免吸烟。关于心血管疾病相关的健康教育,世界卫生组织给出了10条核心内容。

心血管疾病是可以预防的,尽管它是世界范围内的健康第一杀手。

80%的心血管疾病患者来自中、低收入的发展中国家,而且男、女发病率相等,绝经期后的妇女患病危险度更高。

吸烟、不健康饮食和缺乏运动使患心血管疾病的可能性大大增加。戒烟可以大大降低患心血管疾病的风险。

每天参加30分钟以上的运动有助于预防心血管事件和脑血管意外的发生。

每天要吃至少5种水果和蔬菜,控制食盐的摄入量——每天不要超过一茶匙。这样可以有效降低患心血管疾病的风险。

高血压是引起心血管事件和脑血管意外发生的重要诱因,因此要经常有规律地检查并控制血压在正常范围。

糖尿病增加了患心血管疾病的风险,要将血糖控制在正常范围内。

肥胖症也增加了心血管事件和脑血管意外发生的概率,因此要参加有规律的运动锻炼,健康饮食,将体重控制在理想范围内。

发生心血管事件和脑血管意外时应立即就医,否则将有生命危险。

2.合理运动对心血管疾病的治疗作用

运动是把双刃剑,合理的运动可以促进健康水平的提升,而不合理的运动会对健康造成伤害甚至危及生命。那么运动对于心血管系统的影响就更加值得关注和深入研究。因为我们运动过程中的运动负荷首先作用于心血管系统,因此,运动负荷对心血管系统的影响是必然的,其结果有两个方面:科学的运动可以促进心血管系统功能的重建与恢复;不科学的运动则可能对其造成损害。

大量的研究证实,运动锻炼是控制心血管疾病的最有效途径之一。科学、合理的运动对心血管疾病的影响作用表现在两个方面:一是预防心血管疾病的发生;二是防止心血管疾病的复发和恶化,促进其康复。美国哈佛医学院的一项多年追踪研究表明,长期从事有规律的运动锻炼可以大大提高心血管疾病患者的生存时间,心血管事件的发生较少,并能明显降低脑血管意外的发生概率,同时可以辅助控制血压。多年的追踪研究发现,每1万名心血管事件发生者中,有规律运动者比不运动者明显减少60%以上。该项研究把每周运动量按照每周体力活动所消耗的千卡热量来统计。结果显示,随着运动量的增大,心血管事件发生的概率明显下降。而每周2000~2900kcal的热量消耗似乎对心血管事件的预防效果最好,这就进一步证明了运动对心血管疾病影响的积极效果[1]。

(二)心血管疾病康复的运动方案及处方范例

1.运动处方范例1

周××,男,55岁,患冠心病合并高脂血症3年,长期服用扩冠药物,未从事过有规律的运动锻炼。身体其他器官、系统功能良好,体形匀称。在办公室工作,久坐,不爱运动。有20多年吸烟史,确诊为冠心病后戒掉。

(1)准备活动

上肢伸展运动:两臂做侧平举、上举、后伸等动作,动作到位后静止停留10秒后再恢复放松,每个动作重复6次。

下蹲—起立练习:做下蹲—站起动作,重复6~8次。要求动作要慢,慢蹲慢起,速度均匀。蹲起过程中要保持上体直立,目视前方。禁忌低头弯腰。

---

[1]张晓天,丘俊鑫:《慢性疲劳综合征体质养生指导》,北京,科学出版社,2018。

（2）基本活动

以低强度和持续运动为主要运动方式，这样可以锻炼心肌耐力，改善心肌血液循环，增强心脏与全身能量代谢的协调性。该患者在快步走、慢跑或登山（登上小山坡）几种运动方式中变换。春、夏、秋季每周进行一次登山，3～4天进行慢跑或快步走练习。冬季则以快步走和慢跑为主，天气过于寒冷的时候就改为室内，在跑步机上练习。

快步走要注意变换速度，由慢到快，再由快到慢，具体地要根据个人的感觉（呼吸、心跳加快，但不感觉难受为适度）灵活调节。这部分练习要持续30～40分钟，初始阶段从"10分钟快走+10分钟休息+10分钟快走+10分钟休息+20分钟快走"的方式开始锻炼，总练习量为40分钟快走，至此算完成一天的练习。随着身体功能的提高，逐步完成40分钟持续地快步走练习。

选择难度不大的山丘进行锻炼是心脏病康复的最好运动方式，在登高的过程中心脏承受的运动负荷较在平坦路面进行快步走或慢跑要大，四肢肌肉所承受的负荷则相对较小，因而登山运动可以将运动负荷集中在呼吸循环系统，而不至于由于四肢，特别是腿部肌肉耐力影响了心肺承受足够的运动负荷。该患者在从事了1年快步走后，身体功能有了明显提高，此后则选择郊区的小山丘进行登山练习，每次上、下一次需要2.5小时左右。下山速度缓慢，运动强度属于中等强度，心率控制在每分钟160次以下。如果在登山过程中超过此心率，则休息5分钟，直到心率恢复到每分钟120次左右时再继续。

2.运动处方范例2

范××，男，62岁，患冠心病合并心律不齐（早搏或心动过缓）十多年。55岁退休后开始从事有规律的锻炼，目前状态稳定，心律不齐症状基本消失，身体健康状况良好。

（1）准备活动

范先生选择在一个休闲运动场锻炼，从他家到运动场骑车需要15分钟左右，从每天出家门的准备活动开始，骑车速度由慢到快，以控制自己的心率为监控手段。范先生基础心率（清晨、安静、躺卧状态下的心率）为每分钟68次，骑车过程中的心率控制在每分钟100次以下。

（2）基本活动

沿着运动场的一个小坡快步走，上坡时速度稍快，心率控制在每分钟

180次左右;下坡时稍慢,使心率处于恢复过程中。上、下坡加起来的距离约60米。每次练习要完成上下坡快走4～5趟,每趟之间休息5～8分钟,根据自己的情况控制休息时间。

(3)整理活动

整理活动以下肢和腰腹的伸展运动为主,主要目的是拉长肌肉,避免肌纤维微小的痉挛,促进循环,调节神经、肌肉状态。其实最容易达到腰腹和下肢拉长并放松的动作就是简单的深蹲动作,在深蹲动作下,人体背部、腰部、臀部、大腿、小腿等部位都得到了拉伸,当头部下放时,颈部肌群也被拉长了,所以在运动之后反复做几次这样的深蹲并静待5～10秒,对于全身大部分肌群都具有拉伸、放松、抗痉挛的作用。做这个动作时,要尽量使身体团缩在一起,保持两脚全脚掌着地,切忌脚跟抬起,否则不仅会影响到小腿肌群的拉伸效果,还会影响到整个身体肌肉系统的放松。所以,在做深蹲式整理放松时,关键要领是:全脚掌着地—全身团缩—意念放松。

人从静止到运动状态时最需要唤醒的系统就是心血管系统,在过度急躁和激烈的准备活动中,受损害最大的器官也是心脏。对于患有心脏病的锻炼者来说,准备活动和运动前的其他准备工作也就显得十分重要。

运动前的准备:首先锻炼者应穿着宽松、舒适和有弹性的运动服装,同时要穿着舒适的运动鞋。然后,要把平时常用的心脏病急救药物带在身上,以备运动中发病时急用。对于冠心病的患者来说,随身携带急救药物(通常是扩冠和缓解血管痉挛的药物)更是必需的,因为当心脏不能适应新的运动强度时就会犯病。

准备活动:心脏病患者的运动康复应以低强度的持续运动为主,因此准备活动以伸展运动和关节活动为主要活动方式,同时要避免低头弯腰的伸展运动和上下台阶运动。准备活动的最主要任务是使心跳逐渐加快,以适应接下来的运动锻炼活动。准备活动结束时心率应达到:个人安静时心率+30次/分钟的水平即可。

二、脂肪肝的运动康复

(一) 认识脂肪肝

肝脏是脂肪代谢的重要器官,有合成、利用和转运脂肪的功能。如果各种原因导致肝脏脂肪的代谢功能发生了障碍,脂肪来源过多,合成增加而利用、释放减少,内部平衡失调,使脂肪在肝组织细胞中蓄积过多,即可导致脂肪肝。

正常人每100g肝湿中含4~5g脂类,其中磷脂占50%以上,甘油三酯占20%,游离脂肪酸占20%,胆固醇约占7%,余下的为胆固醇酯等。在不同的病因下,蓄积在肝内的脂类可以是甘油三酯、磷脂、胆固醇或胆固醇酯,绝大多数脂肪肝是由于肝细胞内中性脂肪——甘油三酯蓄积所致,因此,通常所称的脂肪肝即属于此类。

判断脂肪肝的标准有两项:一是肝脏中的脂肪与肝脏的重量之比;二是组织学上肝细胞脂肪性变占肝脏细胞总数之比。脂类蓄积量超过肝湿重的5%或组织学上每单位面积见30%以上肝细胞脂肪变性时,即可诊断为脂肪肝。根据肝细胞脂肪蓄积量的大小,将脂肪肝分为3度,脂肪重量为肝组织湿重的5%~10%时属于轻度脂肪肝,10%~30%时属于中度脂肪肝,超过30%就属于重度脂肪肝了。

(二) 脂肪肝的诊断

1.早期诊断

脂肪肝早期发现很重要。定期给脂肪肝高危人群做肝脏B型超声检查是早期发现脂肪肝的最好方法,该方法具有经济、迅速、无创伤性的特点,最适用于脂肪肝的筛查。

脂肪肝的高危人群是指存在脂肪肝发病的危险因素,比普通人群更易发生脂肪肝的群体。主要包括长期中等量以上饮酒者(每日酒精摄入量大于40g或啤酒摄入量在1300mL,且持续5年以上);肥胖症患者,特别是内脏脂肪性肥胖患者;糖尿病,特别是成人2型糖尿病患者;高脂血症,特别是有甘油三酯升高者;长期服用对肝脏有损害作用的药物者;多坐少动的中老年人;以及有肥胖症、糖尿病和脂肪肝家族史的个体。这些人应争取每半年至一年到医院做一次肝脏B型超声检查,可以及早发现脂肪肝。

2.具体诊断方法

可以通过肝胆B超或CT确诊脂肪肝,进一步检查肝功能,必要时肝穿刺活检以排除是否并发脂肪性肝炎或肝硬化。以下为具体诊断和检查的项目。

有易患病因素,如肥胖、2型糖尿病、高脂血症而无饮酒史或饮酒折合酒精量每周少于40g。

长期饮酒超过5年,折合酒精量男性 > 40g/d,女性 > 20g/d;或2周内有大量饮酒史(折合酒精量 > 80g/d)。

排除病毒性肝炎、药物性肝病、全胃肠外营养和自身免疫性肝病等。

除原发病临床表现外,可出现乏力、肝区隐痛等症状。

肝功能一般为正常。

肝胆B超:①肝区近场弥漫性点状高回声,回声强度高于脾脏和肾脏,少数表现为灶性高回声。②远场回声衰减,光点稀疏。③肝内管道结构显示不清。④肝Ⅱ轻度或中度肿大,肝前缘变钝。具备第①项加其余1项以上者可确诊为脂肪肝。

CT检查:CT平扫表现为肝脏密度普遍低于脾脏,或肝/脾CT比值≤1。肝/脾CT比值≤1.0为轻度;肝/脾CT比值≤0.7,肝血管密度等于肝密度,肝内血管显示不清者为中度;肝密度显著降低甚至呈负值,肝/脾CT比值≤0.5,肝血管密度明显高于肝密度者为重度。

患脂肪肝后的症状:患脂肪肝后不一定会感到身体不舒服和出现症状,是否出现症状要看引起脂肪肝的病因、病理类型以及脂肪肝发展到什么阶段。由妊娠、四环素中毒或急性脑病合并内脏脂肪变性综合征等原因引起的急性小泡性脂肪肝可出现类似急性或亚急性重症病毒性肝炎的临床表现,如明显的乏力、恶心、呕吐、黄疸、皮肤黏膜有出血点、意识障碍,甚至肾功能衰竭,但临床上这种类型的脂肪肝很少见。

临床上最多见的是由于肥胖、酗酒、糖尿病、高脂血症和药物等引起的慢性大泡性脂肪肝。约有25%以上的患者无症状或症状轻微,即使已患上了脂肪性肝,有时也无症状。当然,由于病因的不同也可出现明显的症状,但多数患者是发展为脂肪性肝硬化时才出现明显症状,从症状上不能区分脂肪肝发展到哪个阶段。归纳起来慢性脂肪肝的临床症状有如下表现。

第一,脂肪肝本身引起的症状最早出现的症状是疲乏,通常感觉很累。进一步发展,可以出现右上腹不适、有沉重或受压感、腹胀、食欲减退、恶心、嗳气等,在重体力劳动或饮酒后加重;全身无力,有疲怠感,工作效率降低;男性乳房肿胀,女性月经不调;周围神经炎、舌炎、口角糜烂、皮肤有淤血瘀斑,出现蜘蛛痣;经常流鼻血或刷牙时出血;严重者可出现腹水和下肢水肿症状。需要注意的是,症状的轻重与脂肪肝病变的程度和分期不完全一致,常因人而异。

第二,脂肪肝的基础病和并发症引起的症状很多患者肝病的症状不明显,而是以引起脂肪肝的基础病或并发症来看病,有糖尿病会出现口渴、多饮、多尿症状;有高血脂、高血压和冠心病则可以有头晕、头痛、胸闷等症状;有关节病等疾病,长期使用相关治疗药物者,可以有原疾病的表现;当合并胆结石、急性胆囊炎可有右上腹痛、发热等;合并急性胰腺炎时可有上腹痛、恶心、呕吐及发热等急腹症表现。出现肝硬化时可有消化不良、出血、腹水等。

酒精性脂肪肝除上述表现外,可出现多系统、多脏器功能损害症状。这是因为长期大量饮酒后,酒精不单是损害肝脏,还会损害身体很多脏器,引起胃肠炎、消化性溃疡、胃食管反流、胰腺炎、糖尿病、酒精性心肌病、大脑功能减退、性功能障碍以及营养不良而出现相应的症状。

脂肪肝的危害:目前脂肪肝在我国已成为仅次于病毒性肝炎的第二大肝脏疾病,脂肪肝的发生率在普通人群中占10%左右,但在糖尿病、肥胖者及酗酒者中分别达到40%、50%和60%。近年来,脂肪肝增长呈现新的趋势。在白领阶层中泛滥成灾,如政府公务员、各领域中的知识分子、科技骨干、管理人员、艺术家以及企业家们,国内一项针对白领阶层的调查显示,30～45岁的男性上班族中患脂肪肝的比率高达12.9%;脂肪肝已向年轻人中蔓延,并以30岁左右的人群居多,发病率高达20%～30%;儿童发病率有升高的趋势。

肝脏的功能相当复杂,几乎参与体内一切代谢过程,在维持生命活动过程中所起的作用之多是其他脏器所不能比拟的。肝脏功能受损,导致脂肪肝,会对机体的多个脏器和系统产生危害。

(三) 合理运动对脂肪肝的治疗作用

现在许多人有种错误的观念,认为脂肪肝跟肝硬化、肝癌等病一样是治不好的,其实并非如此,采取合理有效的方法,脂肪肝不但可以治疗,还可以治愈。脂肪肝治疗的基本原则是及早治疗,防止其并发症发生。首先采取的措施就是治疗原发病,去除诱发因素。接下来就是进行饮食疗法,纠正饮食习惯和营养失衡的状态。而对患者进行运动疗法的干预,在脂肪肝综合治疗中占有十分重要的作用。

1.运动疗法的益处

"生命在于运动""养生之道,常欲小劳",这些经典的古训无一不道出了运动可以使人提高抗病能力和延年益寿的作用。现代医学认为,经常参加体育锻炼的人能使全身每一个器官、每一个细胞都得到益处,同样,运动对于肝组织的代谢也可以起到积极的促进作用。体育锻炼不但可以使能量消耗增加,促使更多的脂肪参与分解供能,使机体的能量代谢处于负平衡状态,也可以使身体成分的构成比例(糖、蛋白质、脂肪等)发生有益的变化,在增强体质、促进健康的同时,也预防了肥胖等可能诱发脂肪肝发生的危险因素。国内外相关的研究表明,系统的体育锻炼,如游泳、健身跑等还有助于改善机体胰岛素抵抗,控制血糖水平,降低血压,提高高密度脂蛋白胆固醇和降低低密度脂蛋白胆固醇水平,从而促进肝内脂肪沉积的消退和改善肝功能,对脂肪肝特别是非酒精性脂肪肝具有积极的预防和治疗作用。通俗地讲,高密度脂蛋白胆固醇和低密度脂蛋白胆固醇是蛋白质存在的两种形式,低密度脂蛋白胆固醇惰性大,容易在血管壁、各器官沉积,因而低密度脂蛋白胆固醇太高是导致心血管疾病和脂肪肝的主要原因之一。而高密度脂蛋白胆固醇可以将血液和器官中的脂肪"带走",从而可以减少脂肪沉积。因此,通常情况下,我们体内的两种胆固醇应该是高密度脂蛋白胆固醇高一点好,低密度脂蛋白胆固醇则低一点好。很多研究都证实,长时间、低强度的运动能够促使人体内的高密度脂蛋白升高,同时使低密度脂蛋白降低。那位"暴走妈妈"为了给身患肝癌的儿子捐肝,每天快步走几十千米,结果快速治好了自己的脂肪肝,就是一个很好的例子。

2.运动疗法中的注意事项

脂肪肝患者可根据自己的病情、个人爱好、原有的运动基础、是否患有其他慢性病、身体适应性、居住环境以及年龄大小等情况,来选择不同种类的运动项目和控制运动负荷。但在进行运动疗法的过程中,必须注意以下问题。

(1)运动前要进行体检

运动时有可能发生各种疾病或使某些潜在性疾病显性化。在进行运动疗法前,应测定患者安静时的心电图和血压,条件允许还要通过运动负荷试验对运动时的反应进行正确评估。并且要检查眼底、血糖和血脂等,以排除其他并发症。

(2)要严格控制运动强度

运动强度的增加要遵循循序渐进的原则。在开始运动前的10~15天,可以做一些轻缓的运动,调整呼吸,使心血管功能逐步增强,身体适应后可逐步过渡到选择强度较大的运动。运动强度不宜过大,以不感觉疲劳为宜。如一味追求快速的效果,而随意提高运动强度和延长运动时间,不仅不能改善血脂代谢,反而可能会加速脂代谢异常的发生,对身体健康产生不利影响。

(3)进行运动疗法要因时、因地、因人而异

顺应季节:春季早晚都是锻炼的最佳时机;夏季气温较高,户外活动时间不宜过长,不宜进行剧烈运动;秋季适宜锻炼,体力、食欲增强,可以适当增加运动强度和运动时间;冬季是万物生机潜伏闭藏的季节,应减少户外活动。一般的锻炼在上午10~12点或者下午4~6点进行效果佳。

因地制宜:户外运动一般选择花草树木繁茂的公园,以场地平坦、环境雅静、阳光明媚、空气新鲜的地方为最好,也可在家门口或室内进行。

因人而异:应根据自己的生活习惯、兴趣的不同,选择适合自己的运动疗法项目和种类。千万不可每天结队跑步,强行要求自己跟上别人的步伐。参加运动量适中的集体活动是可以的,如扭秧歌、跳舞、做操等,使锻炼和兴趣相结合、锻炼和自身条件相结合。

(4)运动过程中的注意事项

合并有糖尿病的脂肪肝患者,身上要带上糖果、饼干,如出现低血糖先兆(如出冷汗、心慌等症状)的可及时食用。有过心绞痛病史的患者要带上速效救心丸。选择合适的运动鞋,除透气性好外,还应有一定的伸展空间,避免脚与鞋帮摩擦引起脚部皮肤损伤,特别是合并有糖尿病的脂肪肝患者更应该注意运动鞋的选择。同时,运动鞋底要有一定厚度,有较好的弹性,以减少运动对下肢各关节的撞击力。还应注意,如果感冒应暂停进行运动疗法。感冒时参加运动是有害无益的,运动会大量消耗体内的糖、脂肪和蛋白质等,从而削弱身体的抵抗力。此时,不仅感冒本身的症状可能会加重,甚至可能演变为病毒性心肌炎、肺炎和风湿病等其他疾病。

(5)每次运动治疗结束后也应注意运动治疗

运动治疗全部结束后,要进行5~10分钟的整理活动,可做一些舒缓的运动,使身体逐步恢复到运动以前的水平。同时要注意,结束运动后如果出汗较多,不宜马上洗冷水浴和热水浴。正确的方法是运动后心率恢复正常,汗已擦干后再进行温水淋浴。

第三节 神经系统与智能障碍的运动康复

一、紧张性头痛的运动康复

（一）基础介绍

1.疾患描述

本病是指由于长期精神紧张所致的慢性的、反复发作的但无特定临床表现的头痛。

2.同病异名

肌肉收缩性头痛；心理—肌源性头痛；压力性头痛；心源性头痛；普通头痛。

3.分类

发作性紧张性头痛；慢性紧张性头痛。

4.患病率

本病比偏头痛患病率高7倍。患病率约占头痛患者的40%，多发生于中年阶段及职业阶层，女性多于男性，但仍接近1∶1。

5.原因

病因未明。可能是由于心理紧张、精神压力引起颈肩头部骨骼肌强烈收缩甚至痉挛而致痛。

6.危险因素

身体姿势不舒适，应激（心理—社会），疲劳，有头痛家族史，过量饮用咖啡。

（二）检查、诊断、功能测评

1.诊断标准

（1）病史

患者最少曾有10次典型的头痛发作（头痛每次持续30分钟至7天）。常于清晨或午后发病，清晨重于午后。

（2）程度

轻度或中度。

（3）性质

具备以下4个疼痛特点中的两个：①双侧头痛，位于双额、双枕或双眶，有时波及后颈和肩部。②稳定性痛或压迫性痛（有束带感）。③日常活动不加剧头痛。④不伴恶心、畏光、畏声等症状。

2.肌肉触发点（TrP）压痛检查

斜方肌上部，胸锁乳突肌，颞肌，枕骨下肌。

3.鉴别诊断

注意：与继发性头痛、偏头痛相鉴别。

4.评估

人体功效学评估主要是工作体位姿势上的评估（如对汽车驾驶员、计算机操作员）。

疼痛评估用"目测类比疼痛程度评分法"（VAS）评估疼痛程度。

（三）心理、行为治疗

生活方式调整：劳逸结合、适当运动、定时及充足睡眠、定时进食、戒烟；避免长时间颈前伸固定体位；减轻精神压力，进行松弛治疗；安排节假日休息；旅游放松；减轻工作负荷量；必要时暂时转换工种，只负担较轻松工作；做工间操或避免长时间不停地工作；改变不合适的工作体位；心理调整，减轻心理压力。

（四）常用治疗方法

1.物理因子治疗

头痛，尤其兼有颈肩肌肉紧张性疼痛者，可用以下物理因子疗法。

局部热敷，经皮电神经刺激治疗（TENS），干扰电治疗，按摩治疗（颞部、颈后及肩部，轻柔及放松手法），直流电钩藤、威灵仙离子导入，针灸疗法。

2.运动治疗

散步或其他轻松的文体活动，温水中游泳，打太极拳，保健按摩（尤其头面、肩、颈部按摩），颈部运动，放松性、动作慢、幅度小，放松功。

3.作业治疗

音乐治疗（欣赏松弛性音乐），园艺治疗，轻松的文娱治疗。

4.药物治疗

缓解急性发作药物如下。

阿司匹林0.3g,每日3次(tid)。

对乙酰氨基酚每次0.3～0.6g,每日2～3次。

布洛芬缓释胶囊0.3g,每日2次(bid)。

盐酸曲马多50mg,tid。

5.预防发作的药物(任选一种)

阿米替林25mg,qn或bid。

多虑平25mg,qn或bid。

阿普唑仑0.4mg,qn。

6.辅助用肌肉松弛剂

盐酸乙哌立松50mg,tid。

盐酸环苯扎林50mg,qn。

盐酸替扎尼定2～4mg,bid。

以上药物可选用一种口服3～5天。

7.中药治疗

养血清脑颗粒每日3次,每次4g。

(五) 转诊、随诊及其他

必要时转诊有关科室排除其他[1]。

二、脑震荡后遗症的运动康复

(一) 基础介绍

1.疾患描述

颅脑轻度闭合性外伤(如挫伤)在急性期过后进入恢复期时,部分患者由于受伤时颅内脑组织受到震荡产生缺血缺氧而遗留一系列身心不适的症状,称为脑震荡后遗症。

2.同病异名

脑外伤后综合征。

3.患病率

多见于轻微脑外伤患者,所见后遗症多少不一,但有一种症状以上者可占这类伤者的78%。

---

[1]孙洁:《神经内科疾病诊疗与康复》,长春,吉林科学技术出版社,2019。

4.原因及危险因素

闭合性脑损伤(轻度),心理精神因素,性格因素,家庭—社会—经济因素。

(二) 症状、随诊、测评

1.症状

脑外伤三个月后遗留以下症状:头痛、头晕(最为常见),失眠、劳累感,抑郁、焦虑,易忘、学习能力下降,情绪不稳定、性格改变等。

2.检查及测评

通过相关检查排除器质性病变;脑电图检查:了解有无异常脑电图出现;CT脑部扫描或MRI检查:有无局限性小病灶、出血点、脑萎缩;神经心理测验:适用于有记忆力减退、学习能力下降者;焦虑、抑郁量表检查。

3.诊断标准

有脑外伤史;有上述一种以上后遗症状;排除器质性病变。

(三) 康复治疗、转诊及其他

1.心理辅导及健康教育

脑外伤后已逐步恢复,经检查未发现有相关的器质性病变,增强患者康复的信心;要遵循良好的生活方式规律生活,劳逸结合,戒烟戒酒,避免或控制精神压力(减压);自我调节情绪。

2.运动治疗

松弛性运动:散步、游泳、打太极拳、徒步旅行、放松功、头部松弛性保健按摩;有氧运动:长距离步行、爬山、功率自行车、保健操;简易的球类运动及游戏。

3.物理因子治疗

直流电钩藤离子导入(额枕法);温水浴;头痛用经皮神经电刺激(TENS)(并参考紧张性头痛治疗法);头部镇静性按摩。

4.作业治疗

园艺治疗、手工艺治疗;认知康复训练(计算机);音乐治疗(聆听松弛性音乐)。

5.药物治疗

西药对症使用治疗头痛、眩晕、失眠、抑郁等药物。

中药眩晕药方(适用于一般有头痛头晕者,仅作参考):五味子10g,酸枣仁10g,淮山药10g,当归10g,龙眼肉15g,水煎服(如有气虚,可在该方基础上加党参、黄芪、大枣)。

第四节 亚健康及其运动干预

一、认识亚健康

随着工作节奏的加快,物质条件的改善,体力活动的减少,加上一些不良的生活习惯,现代人通常会出现人体新陈代谢紊乱,内脏器官功能减弱,体能下降,导致罹患疾病。但由于自身的调节,大多数人在更多的时候仍处于健康和疾病之间,总感觉哪儿不舒服,但又查不出什么毛病来,中医学称为"未病状态",现代医学称为"第三状态""次健康""灰色健康"或"疲劳综合征"。

据世界卫生组织的一项全球性调查结果显示,现代社会中完全符合健康标准的人群仅占人口总数的15%,学者们称这些健康人是"第一状态";被确诊患有疾病属于不健康的人群也占15%左右,称为"第二状态";而介于健康和疾病之间的人群占70%,既非疾病也非健康的状态是"第三状态",即"亚健康状态",也称"亚健康"。所谓亚健康,是指人体介于健康与疾病的边缘状态,即非病非健康状态,没有器质性病变,但有功能性改变。此时人们尚未患病,但已有不同程度的各种患病危险因素,具有发生某些疾病的高危倾向。亚健康表现为近似健康,又近似病态。亚健康的人群仍然可以从事正常的工作和学习,不过身体上和心理上常出现某些不适症状,如情绪低落、心情烦躁、抑郁焦虑、胸闷心悸、失眠健忘、精神不振、神经衰弱、疲乏无力、腰背酸痛、易感疾病、社交疲劳、人际关系不协调、家庭关系不和谐和性障碍等。

亚健康(sub-health)这一概念,是20世纪80年代中期由苏联学者布赫曼教授提出来的。这种似病非病的非健康状态许多人都曾经历过,只是不明白是怎么回事。亚健康是人体处于健康和疾病之间的过渡阶段,在身体、心理上没有疾病,但主观上却有许多不适的症状表现和心理体验。

因为亚健康本身没有任何器质性改变,各项检查又无异常,医院常做出非疾病诊断,所以不易引起患者的重视。应该指出的是,亚健康是一种动态变化的过程,不会停留在原有状态中,它会向着两个方向转变,其一是向疾病状态转化,其二是向健康状态转化。至于向何处转化,那要看机体与环境相互作用的关系如何,即内因与外因的关系。内因,就是机体的抵抗力和免疫力,即身体强壮的程度;外因是致病因素,或叫致病因子。各种外界致病因素经常作用于人体,机体抵抗得住,则人体维持健康状态;假若人体的抵抗力不是很强,则使机体处于亚健康状态。

亚健康概念的提出并非偶然,其根源于现代人对健康的注重,同时也充分体现出现代人对预防疾病发生、发展过程的重视。虽然亚健康在症状上表现的是医学领域的问题,但从整体看,对亚健康状态的研究已经成为一个由医学、心理学、社会学、哲学、人文科学等多学科交叉,关注人类健康的边缘科学。亚健康理论的提出意味着人们已经开始关注人类长期遭受的莫名疼痛的根源,并有解除这种疼痛的希望和可能。

二、亚健康的状态和易感人群

(一) 亚健康的状态

国内外的医学家发现,大部分疾病的产生都不是突然的,从健康到疾病的过程是一个动态的、连续的过程,这个过程虽然表明已经失去健康,但疾病并未到来,这就是亚健康状态。亚健康状态最终不是向健康转化就是向疾病靠拢,但就其本身的发展变化过程,亚健康可以分为以下两种状态。

第一种亚健康是"潜病态",即机体内已有潜在的病理信息,但尚没有临床表现,查不出,人们对此时的病理信息长期以来不易或未能识别,现在已有许多方法和手段可于此时加以识别和诊断。例如,大便潜血、无症状的血压升高、无症状的尿蛋白阳性、无症状的血糖升高,还有更多的体质虚弱状态,诸如此类,都可视为亚健康。

第二种亚健康是"前病态",主要见于许多疾病的潜伏期,如通常说的"带菌者""带病毒者""乙肝表面抗原携带者"等。从外表看,他是一个健康人,没有任何疾病的表现,但实际上,按健康的定义来讲,他已经不是一个健康人,属于亚健康者的行列。接下来的发展方向有三条:可能从亚健康走向健康;也可能走向疾病;还可能继续维持亚健康状态。

处于亚健康状态的人，如果对其加以很好地干预，采用合理有效的措施，机体将不会转向疾病，而是恢复健康。所以，防治疾病前的亚健康状态，使其向着恢复健康的方向发展，具有非常重要的现实意义。

(二) 亚健康的易患人群

在高度文明的现代社会，人们的生活节奏逐渐加快。在现代社会中，人们不但要面临生老病死的难题，还要面对竞争、就业、工作挫折、人际矛盾和婚恋纠纷压力，更有生态污染、自然灾害等种种难题。在这种情况下，我们中的每个人都可能出现亚健康。国外有研究表明：平均每100个人中有3～5个人处于疾病状态，剩下的95～97个人有大约一半的人处于亚健康状态。据我国卫生部门对10个城市上班族的调查，处于亚健康状态的人占48%，其中沿海城市高于内地城市，脑力劳动者高于体力劳动者，中年人高于青年人。

以我国目前的情况，亚健康的易患人群主要有：白领阶层、知识分子、企业老板、经理、秘书、律师、医生、自由职业者、大中院校学生等。

1.中年人

随着年龄的增长，与青年人相比，中年人的生理功能和心理活动及对社会环境的适应能力逐渐降低，一些来自心理或社会环境上的刺激，如工作压力过大，事业上不顺心；下岗、离退休的失落感；生活节奏过快，负担和压力过重；社会中人际关系的不协调，对社会环境不适应等都可诱发情绪或精神方面的各种障碍，表现为精神及身体上的亚健康状态。有器质性病变，这个"潜病态"可以很短，也可以很长，有的甚至长达数十年。

2.脑力劳动者

由于职业的特点，脑力劳动者多数工作紧张、任务繁多、竞争激烈、压力大，并且长期废寝忘食、夜以继日地工作，时间一长，使得个人的身体状况日渐衰退，出现一系列身体不适、精神萎靡不振和社会适应性差等亚健康表现。

3.学生

现在的各类学校，学习气氛紧张，学生学习压力大，很容易进入亚健康状态，尤其是那些处于升学压力下的毕业班学生更是如此。他们会出现失眠、腰酸背痛、倦怠等疲劳现象，如果没有及时恢复或纠正，通常会导致学习效率降低，心理压力过重，并可破坏身心状态的平衡。

4.具有不良生活习惯者

不良生活习惯者,如经常酗酒、饮用浓咖啡和吸烟的人,有不良饮食和生活习惯的人,缺乏锻炼、懒惰少动的人,不重视健康的生活方式、经常熬夜的人以及有其他不良嗜好的人等,都容易进入亚健康状态,出现多种亚健康表现。

三、运动对亚健康的益处

(一) 全面增强身体各系统的功能

有规律而适度的体育锻炼是改善和保持身体健康最容易做到的方法之一。通过合理的运动,改善机体神经—内分泌系统,使心血管、呼吸、消化、免疫等多个系统的功能得到提高,人体的体质得到增强,对抗疾病的抵抗力得以提高。体内糖代谢、脂代谢、骨代谢等得到改善,血压调节趋于正常,对某些常见的慢性病,如高血压病、冠心病、糖尿病、肥胖症和骨质疏松症有很好的预防和控制作用。适当的运动还能够减少某些癌症,如直肠癌、胃癌、肺癌等发生的危险性。

坚持经常的体育锻炼还能够改善人体运动系统的功能,增加肌肉体积,增强肌肉力量,增强关节周围韧带的弹性和力量,在加固关节的同时也加大了关节活动幅度,以预防和减少运动损伤及意外的发生。体育锻炼还可以使关节软骨增厚,提高关节缓冲震动的能力,以减少对身体其他脏器的冲击。

(二) 对脑功能的有益影响

糖是大脑活动所需的主要能量来源,但大脑本身储备糖极少,主要需要血糖供给。正常情况下,人体每100mL血液含血糖120mg左右,如果血糖降至每100mL50mg左右时,人就会疲乏、思维迟钝、工作效率下降。食物是血糖的供给源,运动能使人食欲大增,消化功能增强,促进食物中淀粉转化为葡萄糖,再吸收到血液中变成血糖,以源源不断地满足脑神经细胞的需要。

大脑需要氧气和其他营养物质。血管硬化导致血液循环障碍,既是造成脑卒中和冠心病的直接原因,也是造成脑功能失调、思维及记忆力减退的重要元素。研究表明,经常从事体育锻炼的人,心脑血管会更具有弹性,血液循环也会更加通畅。有数据显示,喜欢运动的人每立方毫米血液中的红细胞数量比一般人多100万~150万个,血液循环量也比一般人高出2倍。新增的红细胞数量和血液循环量能够向大脑组织提供更充足的氧气和营养,这样会使大脑功能活动更加自如,思维更加敏捷。

对于经常用脑的亚健康人群来说,运动还是一种积极的休息方式。适量运动能使运动中枢兴奋,使思维中枢被有效、快速地抑制,这样可以使大脑的紧张状态得到缓和,并获得积极的休息,防止大脑过度疲劳。

运动还会促使大脑本身释放脑啡肽等有益的生化物质。实验表明,通过运动后,脑组织中的核糖核酸会增加10%~12%,核糖核酸能促进脑垂体分泌神经激素——多肽,组成的新蛋白质分子,有人称为"记忆分子",这种物质对促进人的思维和智力大有益处。

(三) 美容

爱美之心人皆有之,人人都想拥有靓丽的外表。美有三个层次:最低层次的美是化妆的美,其次是吃出来的美,最高层次的美是健康之美。通过运动就可以保持健康自然的美。研究表明,通过体育锻炼,能增加皮肤的血液循环,促进新陈代谢,提高感觉的灵敏度,增强皮肤对冷热刺激的适应能力,从而增强机体的防御能力及免疫力,使皮肤显现出自然光泽,身体焕发出由内向外的质感美,这种自然健康的美丽才更加地真实和持久。

(四) 延缓衰老

中国自古就有延年益寿的理论和方法,并予以广泛实践。而运动被认为是延缓衰老最简单、实用、有效的方法。随着年龄的增长,体质由盛趋衰,人体各组织器官的功能由成熟、完善逐渐走向减退和衰弱,机体的功能出现各种衰老的表现,这是正常的自然规律,是无法避免的,如果此时再缺少运动,许多疾病将不期而遇,危害人们的健康。

实践证明,适度地进行体育锻炼,可以推迟人体各组织器官功能的衰弱或减退,延缓人体衰老的进程。亚健康人群,特别是中老年亚健康者,应选择适合自身实际情况的运动项目,如慢跑、老年健美操、健身气功、太极拳等,通过这些运动,不仅能增强身体各器官系统的功能,延缓人的衰老,而且可以调整人的生理和心理状态,释放来自外部的压力和紧张感,也促进和保持良好、健康的身心状态。

(五) 缓解压力和改善不良情绪

高速度、快节奏的现代生活常令人感到紧张,适度而有趣的运动则可以使人身心处于舒畅、和谐与愉快之中,因而可以转移不愉快的压力源。运动后,由于肌肉收缩结束或激素分泌,还可以使人处于更放松的状态。运动虽然不能从根本上改变压力的来源,但是运动可以暂时转移人的注意力,并将有害物质排出体外。

运动使人精神愉快,并可以改善不良情绪,是预防和治疗神经紧张、失眠、烦躁及抑郁等神经性不良情绪的有效方法。国外有资料显示,通过运动和心理暗示相结合来治疗神经紧张、抑郁的患者,会收到显著的治疗效果。这些不良情绪容易使人产生思维迟钝、注意力减退和反应减慢,而运动被认为是很好的"神经安定剂",它使人心理更健康、头脑更聪明。

(六) 陶冶情操,丰富文化生活

在日常的体育锻炼过程中,许多体育项目是集体性活动,需要以团队的形式去参与;因而要求每一个成员都能够关爱和体谅同伴,能够相互鼓励、相互帮助。在这个过程中,人们的社会适应能力得到完善和提高,如"合作"与"交往""尊重"与"关心",都是集体项目所必需和最能充分表现的。而体育运动本身所蕴含的对竞争与公平观念的促进、对意志品质的培养等也有积极的作用。

因此,体育运动是一种自我培养、自我塑造、自我完善、丰富文化生活的实践活动。体育运动不仅可以锻炼身体,增强体质,而且可以提高人的情操和道德水准,促进人的道德健康[1]。

四、亚健康人群运动的注意事项

(一) 运动前的注意事项

1.运动前的医学检查

初次进行锻炼的亚健康人群,特别是有高血压病、冠心病、糖尿病等患病倾向的中老年亚健康人群必须进行相应的医学检查,以判断心血管功能水平状况及其他潜在的疾病和并发症。如果身体条件允许,还可以进行运动功能负荷试验,准确把握其适应的心率阈值,以便更好地指导体育锻炼。

2.运动前服装和鞋的准备

亚健康人群进行体育锻炼前要准备适宜的服装,最好是选择既吸汗、透气性又好的材质。现在比较提倡运动服装的质地是纯棉加莱卡,这种面料穿着既舒适,又吸汗透气。

---

[1] 佟欣:《亚健康与中医心身医学》,北京,中国中医药出版社,2014。

运动鞋的选择同样不能忽视,可以根据具体参加的运动,合理选择运动鞋。要注意鞋的大小、鞋底的弹性和鞋整体对脚的保护等因素。但在参与体育锻炼的过程中,切勿光脚穿鞋,以防剧烈运动时造成脚部的擦伤。尤其是有糖尿病倾向的亚健康人群,更应该注意运动鞋的选择。

3.运动前的热身活动

每次运动前必须进行相应的热身活动。在运动开始之前先做几分钟的热身运动,对身体各器官、系统的功能和大脑的注意力都是很好的准备过程,热身能给大脑带来刺激,让身体为更强的运动做好准备。热身还可以避免运动中突然用力而拉伤肌肉,而许多其他的损伤也可以通过正确的热身运动来防止。

热身运动最好从系统的拉伸活动开始,对主要的肌肉、肌腱和韧带进行伸展和拉伸活动,同时配合活动身体的各个关节。拉伸时要缓慢,避免突然用力,被拉伸的那部分肌肉一定不要用力。拉伸之后,应该做一些一般性的准备活动,如轻微的原地跑和跳等,既调动了内脏器官,又让全身的关节得到了预热。

(二) 运动中的注意事项

1.运动伙伴和物品准备

亚健康人群进行运动过程中,最好能结伴进行,这样既可以互相帮助,又可以排解独自运动的孤独和寂寞感。尤其是有其他慢性病潜在趋势的中老年亚健康人群更应引起注意,避免进行单独的运动。同时,还应随身带好应急的药品和食品,如速效救心丸、硝酸甘油、糖果和点心等,防止运动过程中可能出现的心脏骤停、低血糖等意外。

2.注意锻炼过程中身体的状况

亚健康人群参与体育锻炼是为了更加健康,尽快脱离"第三状态"。但如果锻炼过程中感到头晕、胸闷、心慌、气短等不良反应,应及时调整运动量或立刻停止运动,找出原因,再进行相应的运动,以免因为忽视了这些症状,而引起其他疾病的发生。同时,不应带病、带伤参与锻炼身体,这样通常适得其反,达不到促进健康的目的,反而有害于健康。

3.坚持区别对待的原则

人与人之间必然存在着个体差异,周围的环境因素也存在不同,要因地、因时、因人制宜,坚持区别对待的原则,选择自己适合的、力所能及的锻炼项目和运动量,不要与别人攀比和逞强,盲目提高运动强度和延长运动时间,选择过于剧烈的运动项目对人体的健康会产生不良影响。

4.全面提高身体素质

亚健康人群通常是多个器官和系统处于"第三状态",单纯选择一种或者几种运动方式很难达到良好的锻炼效果。在实际锻炼过程中,应该合理地、有目的地选择多个运动方式,采用"交替运动"的方式进行综合锻炼,以便全面提高身体素质。如四肢和大脑交替、动静交替、上下肢左右和前后交替等运动。具体的选择方式也可以是各种跑、跳跃、投掷、体操、体育游戏等相交替和配合的身体素质的综合练习。

5.运动锻炼的长期性

使健康的身体转变为亚健康状态绝非一日之功,同样,从这种亚健康状态恢复健康也非一朝一夕可以完成。提高身体素质和功能是一个缓慢长期的过程,需要不断地锻炼与坚持,若只是凭着三分钟热度参与锻炼,无法持久进行,其效果必然很小,达不到增强体质、恢复健康的目的。因此,要想尽快脱离亚健康状态,提高身体素质,就必须长期坚持,做好打持久战的准备。

(三) 运动后的注意事项

1.运动后的整理活动

亚健康人群在每次体育锻炼结束后,可再进行5~10分钟的慢走或放松跑,使身体完全放松,并调整呼吸,使心率趋于稳定,然后进行相应的拉伸和整理活动,通过积极的整理活动使身体尽快恢复到运动前的状态。

2.其他注意事项

进行体育锻炼通常容易出汗,所以在运动结束后,要防止当风吹汗,应尽快用干净的毛巾擦干汗水,待心率基本恢复到安静状态后再用温水洗澡,以促进疲劳的恢复。最后要更换被汗水浸透的服装等。

五、运动干预方法介绍

(一) 日常简易的健身方法

如果总是长时间伏案工作,用计算机、看文件的时间很多,但缺乏必要的运动,这就很容易使人进入亚健康状态,并具有患上某些慢性病的可能。应当积极参与锻炼,消除疲劳,远离亚健康,预防疾病。

下面介绍一些适于工作节奏快的亚健康人群进行的简易、有效的健身方法。

1. 叩头

每天早晨起床后或晚上睡前轻叩头部,刺激头部穴位。全身直立并放松,用双手手指轻叩头部,从前额向头顶部两侧按顺序叩击,再从头部两侧向头中央按顺序叩击。次数自定,一般为50次左右。

2. 梳头

用木梳(若无木梳,也可用手指代替)先从前额经头顶部到后部,逐渐加快。不要用力过猛,以免划破头皮。再顺头发梳,最后逆向梳。每分钟20～30下,每日1次,每次3～5分钟。梳头可以刺激头皮,松弛头部神经,促进头部血液循环,调节经络,达到消除疲劳、强身健体的效果,对处于亚健康状态的脑力劳动者尤为适宜。

3. 击掌

双手前平举,五指伸开,用力击掌,越响越好。刺激双手上的相应穴位,一般击20次左右。

4. 浴手

取习惯体位,心静神凝,耳不旁听,目不远视,意守丹田,双手合掌由慢到快搓热。

5. 搓面

把搓热的手平放在面部,双手中指分别沿鼻两侧向下至鼻翼两旁,反复揉搓,到面部发热为止。然后闭目,用双手指尖按摩眼部周围。

6. 搓耳

耳郭上有很多穴位,用双手示指、中指、环指3指,前后搓擦耳郭。次数视个人情况而定,一般以20次左右为宜。

7. 搓颈

用双手示指、中指、无名指反复按摩颈部的风池和风府等穴,力量由轻到重,直到局部发热为止。

8. 腹式深呼吸

直立,双手叉腰,以腹式呼吸法深吸气。停顿片刻,慢慢呼气,直到呼完为止。再深深吸一口气,反复10余次。

9. 弯腰

双脚自然分开,双手叉腰,先左右侧弯腰数次,再前后俯仰数次,然后双臂左右扩胸数次,次数视实际情况而定。

10.散步

轻松、从容地散步,把一切琐事暂时抛开,以缓解疲劳、益神智。散步宜循序渐进,量力而行,做到形劳而不倦。持之以恒,必能振奋精神,兴奋大脑,并使下肢矫健有力。

(二)办公室健身法

在办公室工作的人,长期伏案工作,体育锻炼少,导致周身血液循环不畅,这是多种疾病的导火索。有的办公地点,嘈杂混乱,空气混浊,加之长期精神紧张、思虑过度,导致人们容易疲惫,出现头晕眼花、思维迟钝、记忆力减退等早衰迹象,有可能罹患失眠、高血压病及心脑血管疾病。这里介绍一套可以在办公室进行的简易健身方法。

1.头颈部

坐在沙发上,双手叉腰,头做绕环,正反方向交替做。双手抱头,用力向胸前压,头尽量向上抬起,然后放松,重复几遍。可以起到活动颈部肌肉、预防和缓解颈椎病的作用。

2.上肢

坐或站立,两臂侧举,手指向上,做直臂向前后绕环。次数不限,做到两臂略感酸胀为止。可以起到增强上肢力量、活动肩关节和预防肩周炎的作用。

3.腰部

站立,双脚分开,手叉腰,做转腰动作,按顺、逆时针交替做,次数不限。使内脏器官得到按摩,对胃肠道疾病有一定的辅助治疗效果。

4.下肢

坐在沙发上,双手放在体侧,上身后仰,手支撑住身体,双脚勾脚尖,抬起与地面成45°夹角,做蹬自行车的动作。重点是加强下肢的肌肉力量。

(三)上班族卧室保健操

由于工作的缘故,亚健康人群中的上班族多表现为腰肌和背肌不适或疼痛,为了预防或减缓这种症状,除了在工作时注意姿势并时常起来伸展一下身体外,回家后,利用居家卧室的条件,也可以进行相应的锻炼。

1.第一式

躺在床上,双手抱住右腿,将右膝盖往胸部方向靠近,头往右膝盖靠近,保持5秒,换另侧,重复10次。躺在床上,双手抱住双腿,将膝盖往胸部方向靠近,头往膝盖靠近,保持5秒,重复5次。

2.第二式

盘腿而坐,身体前倾,上臂往前伸展,直到感觉拉到背部的肌肉,保持5秒,要恢复坐姿前,可先将手肘放在膝盖上,再慢慢将身体撑起,重复5次。

3.第三式

坐姿,两臂弯曲抱在胸前,下巴弯向胸部,缓缓前后摇摆,放松,重复5次。

4.第四式

双膝跪在地板或床上,双手伸直撑地,往胸部收紧下巴,使背部弓起,保持5秒,还原,重复10次。

5.第五式

平躺在床上,使背部平贴在床面上,两腿靠拢,将膝盖转向右侧,再将膝盖转向左侧,保持5秒,还原,重复10次。

6.第六式

平躺在床上,用双手支撑腰部,慢慢将腿伸过头部,直到感觉拉到腰部为止,还原,重复10次。

第六章 不同运动项目运动损伤预防与康复

第一节 篮球运动项目运动损伤预防与康复

篮球运动在我国开展非常普遍,它是一项双方拼抢激烈、对抗性很强的运动,这就要求运动员要发展全面、训练有素。在篮球运动中创伤最集中的部位是腰、膝、踝。最常见的创伤是因跌倒、跳起抢球落地不稳(如踩在别人脚上或被踩)、运动中的急转、急停和冲撞、场地不平或打滑所引起的急性损伤。一般常见的创伤有:踝关节韧带的损伤或骨折、膝关节的韧带及半月板损伤、手指挫伤。除了急性损伤外,在篮球运动中也可发生慢性损伤,其中最影响运动训练与技术发挥的髌骨软骨病、髌腱末端病。其发生主要在篮球运动中滑步进攻与防守、急停与踏跳上篮等使膝盖处于半蹲位发力所致。

为了预防篮球运动损伤,应注意以下几个方面:①加强身体全面训练,避免单打一的训练方法,以免造成局部负荷过重。②加强基本动作训练,学会自我保护。③严格规范场地,使其符合训练或比赛要求。④对易伤部位(腕、踝、膝等)要注意加强该部位肌肉力量的训练,运动前充分活动,运动中带好必要的护具。⑤严格裁判,禁止粗野动作。

一、踝关节外侧韧带损伤

踝关节是人体关节中结构复杂、活动频率较高的关节之一。踝关节外侧韧带损伤在运动员中非常常见,约占急诊运动损伤创伤病例的16%。据统计,92%的篮球运动员曾有过两次以上的踝关节外侧韧带损伤。我国国家队运动员中73%曾有过两次以上的踝关节外侧韧带损伤。踝关节韧带损伤虽然不是非常严重的运动创伤,但若早期处理不当,也会严重影响运动员的训练并可能造成严重的后遗症。

(一)病因

在跑、跳练习中,运动员处于腾空阶段时,足就自然有跖屈内翻的倾向。

如果落地时发生重心不稳,向一侧倾斜或踩在他人脚上或踩球,陷入坑内等情况,就会以足的前外侧着地、内翻,而导致距腓前韧带损伤、跟腓韧带损伤。

(二) 临床表现

(1)踝外侧韧带扭伤

患足可以持重,轻度肿胀,踝关节强迫内翻试验可使疼痛加重,踝关节稳定,无异常活动。

(2)踝外侧韧带完全断裂

患足不能持重,跳跃式跛行,外踝剧痛,踝关节强迫内翻试验时伤处剧痛,踝关节不稳,距骨异常活动。

(三) 处理 (现场急救)

受伤后应当立即用拇指指腹压迫痛点止血,并立即进行踝关节强迫内翻试验和前抽屉试验检查。疑有韧带断裂,应立即用大块棉花垫或海绵垫压迫及绷带包扎,绷带缠绕的方向应与受伤暴力作用方向相反。处理后,抬高患肢送去医院。

(四) 预防

踝关节扭伤是影响运动员训练与比赛的常见损伤,对踝关节扭伤的预防措施有着重要的意义。踝关节扭伤多是在训练和比赛较为疲乏或刚开始活动而没有充分的准备活动时出现。为了预防踝关节扭伤,剧烈活动前需进行充分的准备活动,训练和比赛时应用粘胶带、弹力绷带和各类护踝器具等可显著减少踝关节损伤的发生率。其中粘胶带因质地轻、应用方便,且有非常好的效果而最常使用,粘胶带可通过限制踝关节的极度活动来防治踝关节扭伤,同时它还可以增强踝的外翻肌力,加快腓骨短肌的反应速度,但它在运动中很容易松脱,有时又容易造成皮肤过敏。

(五) 康复

早期活动能更快地使运动员恢复运动能力,具体办法是:急性踝关节扭伤的患者首先用弹力绷带不间断固定48小时,同时进行冷敷、患肢抬高,在这48小时内避免负重,伤后第3天,患者开始在充气支具的保护下进行关节负重活动,在活动过程中可采用相应的康复治疗❶。

---

❶王广兰,汪学红:《运动损伤防护与急救》,武汉,华中科技大学出版社,2018。

二、半月板损伤

半月板对膝关节发挥功能起着重要作用,在运动中容易受到损伤。半月板撕裂是最常见的半月板运动性损伤,多见于篮球、足球、体操、举重等运动项目。

半月板损伤的机制在于膝关节运动中引起的半月板的矛盾运动,以及膝关节运动中的突然变化。膝关节的各种运动使半月板不断承受着传导载荷的垂直压力、向周缘移位的水平拉力和旋转时的剪式应力。例如,当膝关节伸屈过程中同时出现旋转,甚至内外翻,半月板既要完成伸屈时的移位运动,又要完成旋转时的移位运动,甚至再加上正常运动中所不具备的侧向移动,此时就会出现矛盾运动,而使半月板挤于股骨髁和胫骨平台之间,使其在承受压力的同时,又遭受牵拉或剪式应力。这种矛盾运动通常是膝关节运动中的突然变化所致。

(一) 临床表现

半月板损伤最主要症状是行走疼痛,伤后膝关节疼痛,肿胀明显,经过休息及一般消肿止痛治疗,症状可减轻,但关节间隙仍然疼痛,特别是当关节伸屈到某个位置时尤其明显。走路,尤其是上下楼梯时可感到下肢无力,常打软腿,影响工作和生活。部分患者膝关节活动时可感到弹动并听到弹响声。有时患者行走时会突然感觉膝关节疼痛异常,不能活动,甚至跌倒,这种症状称为关节交锁症,是撕裂的半月板卡住关节所致。膝关节间隙压痛时半月板撕裂重要的诊断依据。

(二) 预防

半月板损伤常严重影响运动员的训练和比赛,因此应重视预防工作。预防半月板损伤的主要措施有:运动前要做好充分的准备活动,根据专项特点注意发展膝关节的柔韧性和灵活性。例如,篮球运动要求膝关节有较好的灵活性,可根据运动特点编制专门的动作进行练习,并持之以恒,青少年运动员尤应注意。

(三) 康复

保守治疗:保守治疗限于急性的边缘性5mm以内的垂直纵裂或与关节囊连接处的撕裂或不完全撕裂,打长腿石膏固定4~6周后,进行关节活动度和肌力的训练。随着现代康复技术的发展,目前国外多采用支具固定,同时进行康复训练治疗,以促进半月板损伤的愈合,并防止关节僵直等并发症。同时在选择治疗手段时,还应结合运动项目与性质综合考虑。

手术治疗:半月板切除术、半月板缝合修复。运动员能否在术后恢复正常的激烈活动,在很大程度上取决于术后康复,许多半月板损伤的运动员经合理治疗后同样可以继续运动生涯。但如果患膝长时期活动减少,则会引起整个膝关节周围肌肉、韧带等软组织的痉挛和萎缩,导致术后康复难度增大,甚至使运动员无法继续从事职业运动。

三、手指挫伤

挫伤又称撞伤,是钝性外力直接作用于人体某部而引起的一种急性闭合性损伤,如运动中相互冲撞,被踢打或身体碰撞在器械上都可能发生局部和深层组织的损伤。在教学与训练过程中,指间关节和掌指关节的损伤是篮球运动中最常见的损伤之一,而这种损伤通常未能引起人们的足够重视,或处理不当,伤后多严重影响手指功能性,从而给生活带来诸多不便。

(一) 临床表现

发生挫伤后,关节出现疼痛、肿胀,被挫伤的关节出现青紫并不能弯曲,造成功能性障碍,挫伤严重者韧带断裂时有异常活动现象,关节脱位者患部畸形,功能丧失。指间关节脱位可伴发指骨基底部骨折。

(二) 预防

在思想上应高度重视,手指手腕充分活动,加强球性练习。使用规范器材,篮球勿充气太足。技术动作合理使用,接球时手腕、手指缓冲合理。

(三) 康复

当出现挫伤后手指疼痛肿胀、手挫伤的关节青紫而不能弯曲时,应及时进行冷敷以降低局部组织温度,使血管收缩,减轻局部充血,抑制神经的感觉。冷敷一般用冰袋或寒冷剂,如条件限制可用冷水毛巾置于伤部,每2~3分钟更换一次并加以包扎以减轻出血和肿胀。经过24~48小时后进行伤部的按摩,如有条件能和热疗相结合进行治疗效果更好。通过热敷、红外线照射等,能扩张局部血管增强血液和淋巴液循环,提高组织的新陈代谢,接触肌肉痉挛,加速淤血和渗出液的吸收,促进损伤组织的修复。热敷一般采用热水袋或热毛巾,每天1~2次,每次20~30分钟,毛巾无热感时要立即更换,热敷的温度要适当,以防止烫伤。

四、髌骨软化症

髌骨软化症是一种髌骨软骨面及与其相对的股骨髌面关节软骨的退化性病变。髌骨上下极受过度张力或压力而致骨软骨病。好发于10~14岁的爱好剧烈运动的青少年,男生多于女生,常发于一侧,以右侧多见,偶见双侧发病者。多累及髌骨下极常与胫骨结节骨软骨病同时存在。髌骨软化症也称髌骨骨骺炎、生长性髌骨炎、青少年髌骨炎。

(一) 临床表现

髌骨软化症主要表现为膝前疼痛和轻度跛行,跑步、上楼或骑车蹬踏时疼痛加重,休息时则减轻。急性发作时起跳、落地皆痛。髌骨下极处可有轻度肿胀,软组织增厚和有压痛,伸膝和跪地时疼痛,少数髌骨上极可出现症状,病程4~6个月。

(二) 预防

早期发现、早期治疗可最大限度地避免髌骨的不规则发育。避免患肢剧烈运动,可减少局部病变的活动,症状也随之减轻。多数无须用石膏固定即能自愈,少数要用石膏等外物固定至少6周,以促进节裂与髌骨主体尽早愈合。

(三) 康复

症状较轻者应避免直接撞击髌骨并减少髌骨摩擦动作的训练,同时配合使用消炎镇痛及中药外敷、理疗等方法,可达到改善症状的目的。症状较重的患者应及时手术,包括髌骨软骨刨削、钻孔术等。

五、髌腱末端病

髌腱末端病又称髌腱腱病、跳跃膝或者髌腱炎,这是篮球运动中最普遍的职业病,又称“跳跃膝”或“篮球膝”。主要是指股四头肌腱止点末端区由于慢性反复牵拉导致骨腱结合部位结构的损伤而出现一系列病理变化的一类疾病的总称。简单的症状就是膝盖下方的骨头在跳跃和移动时感觉非常疼痛,运动结束后并且还会加重。此病是临床上治疗较困难的运动损伤之一,影响运动能力的发挥。

(一) 临床表现

髌腱末端病主要表现为活动时髌骨下方疼痛,如上下楼梯、起跳、快跑,甚至走路等做股四头肌收缩动作时都出现髌腱疼痛。另外,可伴有膝部无力及打软腿等症状。

(二) 预防

加强股四头肌的力量训练,大腿肌肉的力量可以减轻韧带的压力和过度使用。运动前要做准备活动,进行充分的热身,全身韧带拉伸,关节活动开是很必要的;在运动中用力要节制,不要大强度运动,可使用髌腱加压带等护具;运动后进行局部冷敷,剧烈运动后或出现疼痛时最好马上冷敷,有减少炎症的作用。

(三) 康复

1.肌力训练

根据专项发力角度要求屈膝90°～110°(要在不引起疼痛的情况下),两足平行自然分开,髌腱不超过脚尖,脚尖不抬起,背靠在墙面保持正直,双臂前伸保持平衡不起伏晃动。静蹲时间:循序渐进,每天1～2组,每组3～5次,每次2～5分钟,两周为一个疗程。可以使用坡度板进行股四头肌离心练习,使用时受伤的腿下蹲,承受离心负荷,然后用未受伤的腿站起来。

2.理疗和按摩

每周对髌腱处进行3～5次超声波和超短波治疗,每次10分钟,两周为一个疗程;辅以按摩髂胫束和股四头肌;冲击波对髌腱末端病也有较好的疗效,可每周进行1～2次。

3.冰敷

冰敷可以缓解疼痛,减轻肿胀。训练后进行10～15分钟的冰敷,不宜超过20分钟。

第二节 足球运动项目运动损伤预防与康复

足球运动除守门员外,是使用下肢运动的特殊运动项目,故足球损伤多集中在下肢。国外有资料显示,足球运动是急性创伤发生率最高的项目,其中轻者可以是皮肤擦伤,重者可以是骨折、关节脱位以及内脏破裂。在足球运动中,急性创伤除一般的擦伤和挫伤外,最常见的是踝关节扭伤,其次是大腿前后肌肉拉伤、挫伤,接下来是膝关节的创伤。随着足球运动的不断发展,膝关节联合损伤(内侧副韧带、半月板及交叉韧带同时损伤)的发生率有上升的趋势。

在足球运动中,慢性创伤中发生率最高的足球踝(踝撞击性骨疣,也称骨关节炎),主要是由踝关节局部劳损所致,X线片显示踝关节前后骨质增生。其次趾骨炎和髌骨软骨病也很常见。通过对足球运动员创伤原因的分析显示,运动员犯规和技术动作不正确是主要原因,其次运动员不遵守训练原则、技术不过硬、忽视使用保护装备、过度疲劳、场地不符合要求以及裁判不严也是导致运动员创伤不可忽视的原因,故创伤的预防也是针对这些方面来进行。运动员除了加强身体全面训练及遵守训练原则外,必须注意使用各种保护装置,如用弹力绷带包扎踝关节等。

一、肩关节脱位

肩关节脱位最常见,约占全身关节脱位的50%,这与肩关节的解剖和生理特点有关,如肱骨头大、关节盂浅而小、关节囊松弛、其前下方组织薄弱、关节活动范围大、遭受外力的机会多等。

肩关节脱位按肱骨头的位置分为前脱位和后脱位。肩关节前脱位者很多见,常因间接暴力所致,如跌倒时上肢外展外旋,手掌或肘部着地,外力沿肱骨纵轴向上冲击,肱骨头自肩胛下肌和大圆肌之间薄弱部撕脱关节囊,向前下脱出,形成前脱位。肱骨头被推至肩胛骨喙突下,形成喙突下脱位,如暴力较大,肱骨头再向前移至锁骨下,形成锁骨下脱位。后脱位很少见,多由于肩关节受到由前向后的暴力作用或在肩关节内收内旋位跌倒时手部着地引起。后脱位可分为肩胛冈下脱位和肩峰下脱位,肩关节脱位如在初期治疗不当,可发生习惯性脱位。

(一) 临床表现

伤肩肿胀,疼痛,主动活动和被动活动受限;患肢弹性固定于轻度外展位,常以健手托患臂,头和躯干向患侧倾斜;肩三角肌塌陷,呈方肩畸形,在腋窝、喙突下或锁骨下可触及移位的肱骨头,关节盂空虚;搭肩试验阳性,患侧手靠胸时,手掌不能搭在对侧肩部。

(二) 预防

锻炼肩关节柔韧性,肩关节周围肌肉力量训练,肩关节躯体感觉训练,每次运动前做好热身运动,牵拉全身关节。

（三）康复

手法复位：脱位后应尽快复位，选择适当麻醉（臂丛麻醉或全麻），使肌肉松弛并使复位在无痛下进行。老年人或肌力弱者也可在止痛剂下进行复位。习惯性脱位可不用麻醉。复位手法要轻柔，禁用粗暴手法以免发生骨折或损伤神经等附加损伤。常用复位手法有三种。

1.足蹬法

患者仰卧，术者位于患侧，双手握住患肢腕部，足跟置于患侧腋窝，两手用稳定持续的力量牵引，牵引中足跟向外推挤肱骨头，同时旋转，内收上臂即可复位，复位时可听到响声。

2.科氏法

科氏法在肌肉松弛下进行容易成功，切勿用力过猛，防止肱骨颈受到过大的扭转力而发生骨折。手法步骤：一手握腕部，屈肘到90°，使肱二头肌松弛，另一手握肘部，持续牵引，轻度外展，逐渐将上臂外旋，然后内收使肘部沿胸壁近中线，再内旋上臂，此时即可复位，并可听到响声。

3.牵引推拿法

伤员仰卧，第一名助手用布单套住胸廓向健侧牵拉，第二名助手用布单通过腋下套住患肢向外上方牵拉，第三名助手握住患肢手腕向下牵引并外旋内收，三人同时徐徐持续牵引。术者用手在腋下将肱骨头向外推送还原复位。两人也可做牵引复位。

复位后处理：肩关节前脱位复位后应将患肢保持在内收内旋位置，腋部放棉垫，再用三角巾、绷带或石膏固定于胸前，3周后开始逐渐作肩部摆动和旋转活动，但要防止过度外展、外旋，以防再次脱位。后脱位复位后则固定于相反的位置（即外展、外旋和后伸拉）[1]。

二、肘关节脱位

肘关节脱位是肘部常见损伤，多发生于青少年、成人和儿童也时有发生。由于肘关节脱位类型较复杂，常合并肘部其他骨结构或软组织的严重损伤，如肱骨内上髁骨折、尺骨鹰嘴骨折和冠状突骨折，以及关节囊、韧带或血管神经束的损伤，多数为肘关节后脱位或后外侧脱位。肘关节脱位主要由间接暴力所引起。肘部系前臂和上臂的连接结构，暴力的传导和杠杆作用是引起肘关节脱位的基本外力形式。

---

[1] 马迅，党耕町，冯皓宇，等：《颈椎损伤外科学》，北京，人民卫生出版社，2015。

(一) 临床表现

肘关节肿痛,关节置于半屈曲状,伸屈活动受限。例如,肘后脱位,则肘后方空虚,鹰嘴部向后明显突出;侧方脱位,肘部呈现肘内翻或外翻畸形。肘窝部充盈饱满。肱骨内、外髁及鹰嘴构成的倒等腰三角形关系改变。肘关节脱位时,应注意血管、神经损伤的有关症状及体征。

(二) 预防

肘关节脱位是由于外伤性因素引起,无特殊的预防措施,注意运动安全,避免外伤是关键。另外还需注意,肘关节脱位的患者应尽早活动关节,解除固定后即主动作伸屈及前臂旋转活动或辅以理疗。但过分强行扳拉,易发生肘关节周围骨化性肌炎。因此,需严格依照医嘱进行功能锻炼,以便使患肢尽快恢复功能。

(三) 康复

1. 非手术治疗

肘关节脱位或合并骨折的脱位的主要治疗方法为手法复位,对某些陈旧性骨折,为期较短者也可先试行手法复位。单纯肘关节脱位复位后用上肢石膏将肘关节固定在功能位。3周后拆除石膏,做主动的功能锻炼,必要时辅以理疗,但不宜做强烈的被动活动。

合并肱骨内上髁撕脱性骨折的肘关节脱位:复位方法基本同单纯肘关节脱位,在肘关节复位时,肱骨内上髁通常可得以复位。如果骨折片嵌夹在关节腔内,则在上臂牵引时,将肘关节外展(外翻),使肘关节内侧间隙增大,内上髁撕脱骨片借助于前臂屈肌的牵拉作用而脱出关节并得以复位。若骨折片虽脱出关节,但仍有移位时加用手法复位,以及在石膏固定时加压塑形。

陈旧性肘关节脱位(早期):超过3周者即定为陈旧性脱位。通常在1周后复位即感困难。关节内血肿机化及肉芽组织形成,关节囊粘连等。对肘关节陈旧性脱位的手法复位,在臂丛麻醉下,做肘部轻柔的伸屈活动,使其粘连逐渐松解。将肘部缓慢伸展,在牵引力作用下逐渐屈肘,术者用双手拇指按压鹰嘴,并将肱骨下端向后推按,即可使之复位。经X线拍片证实已经复位后,用上肢石膏将肘关节固定略小于90°位,于3周左右拆除石膏做功能锻炼。

2. 手术治疗

手术适应证,开放复位,关节成形术。

三、足球踝

踝关节前部撞击综合征常见于足球爱好者,故也称足球踝。由于足部反复强力背伸活动,使胫骨远端与距骨之间直接相撞,长期刺激导致软组织瘢痕增生以及骨赘形成。患者多为体育爱好者或活动量较大者,常行踝关节反复背伸动作,有的有踝关节扭伤病史。

(一)临床表现

多数有骨性关节炎的临床症状。有的表现为踝关节扭伤后疼痛等症状,迁延不愈,活动后加重,休息后缓解。足球踝的症状以踝关节肿胀、疼痛为主,前方的骨赘可影响踝关节的背伸活动,导致背伸受限及疼痛。

(二)预防

调整运动方案,避免超负荷的运动。运动时佩戴合适的护具,以限制踝关节过度活动。行增强踝关节稳定性的下肢肌肉力量练习及平衡能力与本体感觉练习,以增强踝关节的稳定性与灵敏度,降低踝关节扭伤的发生率。一旦发生踝扭伤后积极规范治疗,避免遗留踝关节不稳等问题。

(三)康复

早期可以采用保守治疗,包括理疗、消炎止痛药物、休息及减少活动。保守治疗无效的患者可以考虑关节镜下清理手术。手术目的在于去除影响关节活动的骨性或软组织阻挡、解除关节内交锁,以及清除关节内致痛因子,尤其是关节软骨磨损后的碎屑和微结晶、软骨降解微粒、大分子成分、炎性因子和疼痛物质,以缓解疼痛症状。

第三节 游泳常见伤病的预防与治疗

一、游泳常见疾病的预防与治疗

(一)结膜炎

1.原因

结膜炎是游泳中常见的疾病之一,其中最常见的是衣原体引起的游泳池性结膜炎和细菌引起的急性结膜炎。游泳池性结膜炎大多起因于泳池内消毒水的化学刺激或不洁河水、海水等的刺激;急性结膜炎(俗称"红眼病"),主要经由手、眼接触到公共毛巾或水中的细菌和病毒而传染,如病毒污染了水源(游泳池等),可造成大面积流行。

2.征象

游泳池性结膜炎表现为游泳后眼睛有局部酸涩、红肿、异物感及流泪不适等感觉,数小时后症状即可消失,对视力不会有严重影响。

急性结膜炎表现为眼睛红肿、充血流泪、有多量脓性或黏性分泌物、异物感、奇痒或灼热感,就病程而言,两眼发病的快慢和程度均可不同,病情发展一般在3~4天达到高峰。以后逐渐减轻,7~14天后消退复原。在此期间都具有传染性。

3.预防和处理

预防结膜炎最重要的是池水清洁,有眼病的人不许游泳,以免传染给他人。当"红眼病"流行时,最好不要去游泳,以防传染。游泳时最好戴防水眼镜,若游泳后感觉眼部不适,可点用利福平眼液或0.25%氯霉素眼液进行预防,注意不要用手揉眼睛,不用不洁毛巾擦眼。一旦感染上急性结膜炎,应及时到医院就诊治疗。

(二) 鼻窦炎

1.原因

鼻腔两侧的骨骼里有几个空腔,这就是鼻窦。鼻窦与鼻腔相通,游泳时如呼吸不正确,或呛水,水就可能进入鼻窦,跳水及潜水也容易引起鼻腔进水,将水带入与之相同的鼻窦,若水质不洁,在身体抵抗力低的情况下,就会引起鼻窦炎。

2.征象

鼻窦炎的主要症状是鼻塞、流鼻涕,严重者可流脓性鼻涕及有头痛等症状,当低头、摇头、咳嗽或用力时头痛加重。

3.预防和处理

预防鼻窦炎最重要的是练习游泳时应学会正确的换气方法,尽量避免呛水而引起鼻窦感染。在初学游泳阶段,鼻子进水是常见现象,一旦进水不要使劲捏鼻子或用力擤鼻子中的水,而应用手轻轻捏鼻子并用嘴巴呼吸,以缓解鼻子发酸等不适感。如果已有鼻窦炎,应及时到医院治疗。

(三) 耳病

1.原因

这里所指的耳病,是指外耳道感染和中耳炎。游泳引起的耳病主要有以下几种原因:①游泳时耳朵进水,在一时排不出水的情况下,人们通常用手指去抠挖,导致耳道皮肤破损而引起炎症。②游泳后耳内过度潮湿引起耳道内皮肤剥落,这称为湿疹,湿疹瘙痒造成人们用手指或火柴棒、发夹等持续挠抓,引起皮肤破损,使细菌和真菌侵入耳道组织,引起感染。③在不干净的水里游泳时因鼻腔呛水,细菌经咽鼓管进入中耳也可以引起感染。

2.征象

耳内痒、耳内流脓、耳内疼痛,尤其在活动头部或轻轻牵拉耳郭时疼痛加剧;一种难闻的黄色液体由耳内流出,暂时的听力下降(由耳道阻塞引起),严重时耳内可流脓。

3.预防和处理

应避免在污水中游泳,不要用火柴棒、发夹等锐物掏耳,以防损伤耳部致细菌侵入;呛水后,不要同时捏住两侧鼻孔用力擤鼻,以防止病菌进入中耳;游泳后将耳道内残留的水用干净棉条拭干,以免细菌生长繁殖。

当水灌进耳朵时,可将头侧向进水的耳朵一方,用同侧脚跳几下,使水流出。也可以用同侧的示指压住耳道,单足跳几下后,迅速松开手指,水也会自然流出来。

当耳朵出现疼痛时,应避免下水游泳,并用复方硫酸新霉素或氯霉素甘油滴耳液滴耳。如症状加重,应及时到医院就诊治疗。

(四) 皮肤过敏

1.原因

为保证大家的安全,游泳池不可避免地使用大量的清洁消毒剂。这些清洁消毒剂虽然对人体是无害的,但对个别皮肤敏感的人来说就可能发生皮肤过敏。例如,水中的余氯会使过敏体质的人起皮疹。另外,在游泳时,有些人下水后受到冷水的刺激或被风吹,也会出现皮肤过敏现象。

2.征象

体表出现细小的红色丘疹,奇痒或皮肤发红、起疙瘩等。

3.预防和处理

皮肤过敏的人,应减少去游泳池游泳。游泳后切记认真清洗皮肤,去除残留在皮肤上的易致敏物质。此外,要戴游泳帽保护头发。

如皮肤出现过敏症状,应及时上岸,用水冲洗并擦干身体。因冷水刺激或风吹引起的过敏要注意保暖,喝热水,出汗后一般能很快恢复。而由游泳池水引起的皮肤过敏,可服一片息斯敏或扑尔敏,很快就会好转。上述情况经处理后仍无好转,应到医院进行对症治疗。

(五) 头痛

1.原因

通常是由慢性鼻炎、呛水或冷水刺激造成暂时性脑血管痉挛而引起供血不足等原因引起。

2.征象

以头痛为主要症状。

3.预防和处理

初学游泳者应放松心情学习游泳,尽快掌握正确的呼吸方法。

一旦出现头痛,症状轻者,稍休息片刻即可缓解。头痛严重者应迅速上岸,用大拇指在头顶百会穴、太阳穴及列缺穴按揉,然后用热毛巾敷头,再喝一杯热水,即可好转。

(六) 晒伤

1.原因

春、夏是日晒伤的高发季节,这是由于日光中波长 290～320nm 的中波紫外线照射皮肤过度所致。特别是游泳时肌肤在湿润状态下,由于光线反射作用,造成日晒效果是干燥时的三倍,所以夏天露天游泳当心晒伤。

2.征象

水未干时长时间暴晒,皮肤会出现红斑、水疱、大面积皮肤脱落,伴有针刺样疼痛。不少在海边度假的游泳爱好者,游泳之后脸都晒得像一只煮熟的"红螃蟹",这也是轻微晒伤的一种表现。

3.预防和处理

预防游泳晒伤的有效方法是:经常参加户外锻炼,提高皮肤对日光的耐受力;对日光耐受力低的人应避免日光暴晒。上午10点至下午3点是一天中阳光最强烈的时间段,应避免水上长时间活动。夏日在烈日下游泳还应涂抹防水防晒用品。在沙滩、海滩活动可采取各种遮阳措施,如戴遮阳帽、打遮阳伞。

普通晒伤的局部治疗以止痛、安抚为原则。可外用氧化锌洗剂、糖皮质激素霜剂,有渗出者可用3%硼酸溶剂、冰牛奶、生理盐水冷湿敷。严重晒伤者应到医院及时对症治疗。

(七) 中暑

1.原因

中暑是因身体处高温环境中,或受到太阳光暴晒,而引起的一种常见疾病。夏天在室外从事游泳等项目的体育锻炼,在气温高、湿度大的条件下运动时,人体的散热过程发生困难,于是体热大量积累,体温急剧升高,从而导致中暑。

2.征象

中暑按其病情轻重可分为先兆中暑、轻症中暑与重症中暑三种情况。先兆中暑一般表现为疲乏、头晕眼花、恶心等症状;轻度中暑除有上述表现外,还可以出现面色潮红、皮肤灼热、心悸胸闷、体温升高、大量出汗、脉搏加快等;重度中暑除上述现象外,常出现排汗停止、昏迷、抽筋、高烧、不省人事,如果抢救不及时,会有生命危险。

3.预防和处理

夏天从事体育锻炼的时间最好是安排在早晨、上午和傍晚等稍微凉爽的时候。上午10点至下午3点应避免在阳光直射下进行锻炼。在水中训练时注意避免头部暴晒,锻炼时应及时补充水分。

对轻症中暑的处理通常采用让患者立即离开闷热环境,到阴凉通风处喝点含盐饮料或冷开水,口服人丹、十滴水等解暑药物或用风油精涂抹额头、太阳穴,一般都能较快复原。如处理后仍未有好转,应到医院挂生理盐水。重症中暑则需立即送医院救治[1]。

二、游泳常见异常现象与损伤的预防和治疗

(一) 抽筋

1.原因

所谓抽筋,是指肌肉发生强直性收缩现象。抽筋是游泳过程中经常遇到的问题。抽筋的原因很多,一般是下水前没做好准备活动,或用力过度引起的肌肉疲劳,或遇冷水刺激等。此外,过分紧张、动作不协调也容易引起

---

[1] 鹿国晖,张国伟,刘杨:《青少年游泳运动员常见伤病流行病学调查与分析》,当代体育科技,2015,5(8),232－233,235。

抽筋。

2.征象

抽筋表现为局部肌肉突然地强直收缩,疼痛难忍,抽筋处肌肉坚硬,而且一时不宜缓解。抽筋大多发生在脚趾和小腿,手指、大腿甚至胃部也可发生抽筋。

3.预防和处理

预防抽筋的方法:一是下水前准备活动要充分;二是水温低时游泳时间不宜过长;三是游泳时一定要根据自己的体质状况、体力大小等决定每次游泳的时间、活动量与强度,当肌肉疲劳或饥饿时,不宜进行剧烈活动,否则体力消耗过大,也容易发生抽筋。一旦发生抽筋,首先要保持镇静,千万不要慌张,以免抽筋加重,可一边呼吸,一边自己采取措施,设法消除抽筋现象。在水中解脱抽筋的方法,主要是牵引抽筋的肌肉(即拉长抽筋的肌肉),使收缩的肌肉松弛和伸展。如果抽筋比较严重,应该设法游向较近的岸边或可以支持身体的地方进行处理。

手指抽筋:手指发生抽筋时,先握拳,再用力伸张,这样迅速地动作几次,一直到复原为止;手掌抽筋:两手掌相对用力地压,并做颤振动作;前臂抽筋:臂伸直,将抽筋的手臂弯曲,然后用力伸直,如此反复几次;小腿或脚趾抽筋:先深吸一口气,使身体成仰卧,然后用异侧的手握住抽筋腿的脚趾,用力向身体方向拉直,另一只手则可以帮助身体仰起;大腿抽筋:吸一口气,仰卧水上弯曲抽筋的大腿与上体成直角,并弯曲膝关节,然后用双手抱着小腿,用力使它贴在大腿上,并加震颤动作,随即向前伸直;胃部抽筋:吸一口气仰卧水上,快速将两腿屈近腹部,再伸直,动作不可用力。解脱抽筋的方法,除上述牵引方法以外,还可用按摩法。按摩法适宜在岸上操作,如小腿抽筋,一般可用揉捏法和抖动法来按摩抽筋的肌肉,还可用力拍打抽筋肌肉,让它松弛后再适当揉捏。

(二) 呛水

1.原因

呛水是水从鼻子或口腔进入呼吸道,是游泳时在水中做了吸气动作引起的。初学游泳的人,由于没有掌握好正确的水中呼吸技术,所以容易发生呛水。即使会游泳的人,偶尔呼吸时机错误或没有按水浪的规律进行呼吸也会发生呛水现象。

2.征象

水吸入呼吸道,可以阻塞呼吸道的某一部分,轻则反射性地引起咳嗽,造成一时性的呼吸障碍。重则因喉头和气管受到水的刺激,可以发生反射性痉挛,以致呼吸道阻塞,引起窒息。如果有泥土或其他异物随着水进入呼吸道,那么情况就会更加严重,通常在几分钟内就会危及生命。

3.预防和处理

防止呛水的方法,主要是多练水中呼吸动作,直至熟练地掌握呼吸技术。正确的呼吸方法是用口吸气,用鼻和口呼气(吐气)。在没有学会水中呼吸技术以前,千万不要到深水区游泳。

发生呛水时,先憋一口气,把水含在口水,然后吐出,调整呼吸。无论发生鼻呛水或口吸水,都不要紧张,保持冷静。采用抬头蛙泳、仰泳或踩水姿势,使头露出水面,调整呼吸,这样呛水引起的难受感觉很快就能消除。

在深水区发生呛水,游泳的动作千万不能乱,一旦心里慌张,身体不能保持平衡,接二连三地呛水,会使身体沉下去发生溺水。因此,在呛水后不能继续游泳时,可向岸上人呼救。

(三) 游泳肩

1.原因

游泳肩是游泳运动员的常见损伤,对游泳运动训练和比赛造成了很大的威胁,研究表明,肩关节内、外旋肌群的肌力失衡是引发游泳肩的重要因素。肩部的稳定性有赖于肩关节周围肌肉,特别是旋转肩袖的协调运动来达到盂肱关节的动态的稳定,对于游泳运动员而言,肩关节内、外旋肌群在为盂肱关节提供良好的稳定性和活动度中起到了关键的作用。游泳运动员肩关节周围维持稳定的肌群出现力量失衡,会使盂肱关节动力性稳定机制受到破坏,导致肩关节处于半脱位的倾向促进了撞击的发生,进而引起游泳肩的发生,肩部姿势前倾。

2.征象

游泳肩症状会随起因的不同而不同。不过,也有通则可循。一般仰泳的症状是最痛的,而蛙泳则是最不痛的(除非二头肌腱受损)。自由式则以发生的阶段,阶段不同诊断将不同。即如果在恢复阶段痛感加剧,可能是旋转肌袖有问题,而如果是在最初拉水时加剧,则可能是二头肌腱的问题。睡在伤肩上也会使痛感加剧。当问题恶化后,不游泳也会痛,并且肩膀变得一碰就痛。

3.预防和处理

专业人士的治疗：超声波、干扰波电疗；复健运动：强化弱肌肉（通常是肩的外旋转肌）。这些运动不是在体育馆里做的，它是用小的重物（3～5磅）在一种特定且高度控制下做的锻炼。修正训练：让教练检查自己的体位（对身体转动），以及手臂位置。

4.恢复的办法

当手掌后划时，肘部避免上抬；在手掌没进入高肘抓水状态之前，手臂不要过早地开始划水；游前或者平时多做肩部的伸展练习，如"毛巾操"等，增加肩部的柔韧性；先减少运动量，不要戴比手大很多的划水掌游泳；在肩部疼痛部位贴伤湿止痛药贴，或理疗，这样肩痛就会减轻或消失。

第四节 体育舞蹈运动项目运动损伤预防与康复

一、体育舞蹈常见的运动损伤

体育舞蹈属于有氧代谢的体育运动。体育舞蹈运动者以膝关节以下运动支撑器官和腰背部的损伤多见。在进行体育舞蹈时，要在舞步的运行中表现出开阔的步伐、富有韧性的屈伸、起伏有致的升降移动以及灵活多变的方向转换，其发力的根源和周身的稳定与平衡主要依赖于下肢和腰部，因而容易造成选手下肢和腰背部的损伤。

二、体育舞蹈运动损伤发生的原因

（一）训练因素

个人身体素质的好坏直接决定着其运动时的力量及耐力；肌肉力量和弹性差，反应迟钝、关节灵活性和稳定性不够，这都可能导致运动损伤的发生，还有缺乏学习兴趣，思想不集中，在运动中，不能客观冷静地分析运动中的各种主客观因素，过于自信，过高估计自己的能力，在活动前准备活动不足，对困难的估计不够，易引起急躁、急于求成的心理，都可能造成运动损伤。

（二）缺乏合理的准备活动

准备活动的目的是进一步提高中枢神经系统的兴奋性,使人体从相对的静止状态过渡,准备活动不充分,在神经系统和其他器官系统的功能活动没有运动起来的情况下,就投入紧张的正式训练,由于肌肉的力量、弹性和伸展性较差,身体缺乏必要的协调性,容易发生损伤,准备活动的量过大,身体已经出现疲劳,参加正式训练时身体的功能水平不是处于最佳状态,而是有所下降,此时也容易受伤,有许多练习者认为体育舞蹈没有田径、篮球等运动量大,因此不需要做准备活动,而事实上,体育舞蹈表现出开阔的步伐、富有韧性的屈伸、起伏有致的升降移动及灵活多变的方向转移,主要依赖于下肢,尤以膝关节和踝关节作用显著。如不合理地进行准备活动,就无法改善其柔韧性、灵活性、协调性和肌肉的控制能力,负荷过重,造成运动损伤。

（三）技术上的错误与失误

技术动作的错误,违反了人体结构功能的特点及运动时的力学原理而造成的损伤。在体育舞蹈练习中,最基本的肌肉控制能力是培养和保持良好的舞蹈造型,用上肌群的控制去做到颈部伸直,舒展放松;肩部拉开,松肩顺臂,沉肩抬肘;胸腰充分展开,保持身体平衡与灵活进展。而由于男伴的主导地位和引导作用使其肩带与手臂处负担着女伴上肢的部分重量,如果女伴在配合上出现技术性差错,使男伴上肢肌群长时间的静力性工作造成上肢群不同部位的过度疲劳损伤,女伴由于重视"胸腰"姿势,在练习时如一味地追求胸椎的过度后弯曲,容易造成胸椎的损伤,着力在腰椎上练习就会损伤腰椎引起"滑膜嵌顿"症。❶

三、体育舞蹈运动损伤的预防

体育舞蹈运动的特点是运动强度不大,适用于大众,不会受到年龄的限制,所以预防措施通常被忽视,特别是对于初学者和年轻选手而言。因此,我们必须重视体育舞蹈训练带来的运动损伤,采取一些有效措施将运动损伤率降低到最低。

（一）加强身体素质训练,遵循科学训练原则,控制运动负荷

体育舞蹈是一项有氧代谢的运动,有关学者对体育舞蹈专业选手在比

---

❶施倍华,章步霄,周兰:《瑜伽与体育舞蹈》,北京,中国书籍出版社,2018。

赛中的运动量进行过测量,结论为一场比赛下来消耗的热量接近于一个足球运动员完成一场比赛所消耗的热量,所以训练时间不宜过长;训练应有针对性,从简到繁,从易到难,运动量从小到大。

(二) 注重正确技术要领的学习,有意识地加强锻炼和培养舞伴之间的配合

运动技术是指符合人体运动科学原理,能充分发挥身体潜在能力,有效地完成动作的合理方法。运动技术具有以下特点:①技术寓于动作之中,必须通过具体的动作表现。②技术的合理性包括人体运动的力学规律和生物学规律等方面的要求。③技术反映的是一般规律具有共性,但又必须考虑运动员的个人特点,具有共性和个性的统一才是应寻求的最佳技术。

(三) 合理安排准备活动

体育舞蹈选手的运动损伤大多是急性损伤,做好课前热身可以有效地减少损伤。准备活动应包括一般性准备活动和专门性准备活动。一般性准备活动包括走、跑、跳、基本舞蹈形体动作,如芭蕾舞蹈的基本手位等,要求动作细致准确。专门性准备活动是根据所要练习的不同舞种来选择准备活动,如练习摩登舞时应多做膝关节、踝关节的活动练习;拉丁舞要以腿部柔韧、腰部的活动练习为主。准备活动的活动量,以身体发热,微出汗为宜。

(四) 积极放松,预防运动性疲劳

机体产生的疲劳主要有运动训练、生活和健康三个方面的原因。在体育舞蹈运动中,有相当多的髌腱末端病,其原因之一在于大量练习之后没有做好股四头肌的伸展、放松,使得股四头肌长期处于挛缩状态,甚至形成条索硬结,肌肉不能放松,肌腱由于长期牵拉髌骨,形成膝部酸软、发困和疼痛。因此,体育舞蹈运动后,应当进行拉伸运动,让身体及时得到放松。

(五) 选择适宜的运动场地,规范着装

选择适宜的运动场地,规范着装,对于预防体育舞蹈运动损伤十分重要。体育舞蹈最适宜的场地应为木质地板。对于服装的选择,要根据不同舞种选择不同服装,最好应选择专业的舞蹈练功服,服装的面料要有一定的弹性。

四、体育舞蹈运动损伤的康复

体育舞蹈运动损伤主要包括肌肉、肌腱、韧带、筋膜、关节囊和关节软骨的损伤,多表现为挫伤、软组织拉伤、关节扭伤、骨折、脱臼等。

(一) 挫伤

从体育舞蹈的主观因素看,跟运动员的身体素质好坏、技术动作的正确与否有直接的关系。如果出现挫伤应该及时地处理,伤后第一天予以冷敷,24小时后可热敷或活血化瘀酊剂外用,约1周后症状消失。

(二) 软组织拉伤

软组织拉伤指肌纤维撕裂而导致的损伤。在比赛中容易出现软组织拉伤主要是运动过度或热身不足造成的。一旦出现痛感应立即停止运动,并在痛处敷上冰块和冷毛巾,保持30分钟,使小血管收缩,减少局部充血、水肿,切忌搓揉和热敷。另外,推拿是治疗软组织运动损伤的重要方法,并对纠正功能失调,消除疲劳、改善运动能力等方面有积极的作用。体育舞蹈运动损伤推拿手法有以下两种:针对急性损伤,应选择制动、休息为主,在伤后24小时后再进行推拿手法治疗;针对慢性损伤,可选择加重手法,较重的手法可以起到松解粘连、解除痉挛、软坚散结的作用,常用推、按、滚、板、弹、拔等手法,也可以配以静力牵张、针灸、理疗等治疗手段,使之恢复到原来的结构和功能,达到人体运动力学结构新的平衡,使之得以恢复、愈合。

(三) 扭伤

在比赛中容易出现扭伤主要是因为关节部位突然过猛扭转,损伤了附在关节外面的韧带和肌腱。当踝关节、膝关节、腕关节扭伤时,将扭伤部位垫高,先冷敷2~3天后再热敷。例如,扭伤部位肿胀,皮肤青紫或疼痛,可用半斤陈醋加热后用毛巾蘸敷伤处,每天2~3次,每次10分钟。

(四) 踝关节骨折

脚踝是极不稳定的关节,其在拉丁舞中要承担很重的压力,发生扭伤时应采用冰敷,而不应热敷或者按摩(热敷或按摩可能会造成错位或者软组织错位的放大)。严重时需要采用绷带或者夹板固定,然后及时就医。

(五) 闪腰

闪腰是体育舞蹈运动中通常出现的问题,主要原因是腰部没有骨性胸架。因此,跳舞时要注意收紧腹肌,同时臀部不要刻意后翘,而是收紧臀部肌肉,同时尽量关闭肋骨,下沉肩膀拉长颈部,这种收紧中腰的方式不仅是拉丁舞最基本的形态,而且会有效保护到腰部不受损伤。而女性在跳拉丁舞时,经常会出现塌腰翘臀的现象,对腰部损伤较大。如果出现了腰部受伤注意要静卧在床尽量不要让腰用力。注意受伤时要用冷敷,24小时后再热敷。

体育舞蹈运动损伤的发生率较高。体育舞蹈运动员应科学安排训练活动,注重训练节奏,重视课前准备活动以及课后整理活动,注意心理调节,以尽量避免运动损伤的发生。运动损伤并不是始料不及的事,只要我们在思想上高度重视,深入了解损伤产生的原因和过程并采取有效的防护措施,就可能减少运动损伤的发生。

第五节 田径运动项目运动损伤预防与康复

一、田径运动常见的运动损伤

田径运动员赛跑创伤比较少见。在短跑时常遇到的外伤有大腿后部屈肌拉伤、足踝腱鞘炎、跟腱纤维撕裂、断裂或跟腱腱围炎。

急行跳高、跳远、三级跳和撑杆跳最常见的外伤是踝关节韧带损伤或骨折、足跟挫伤、膝关节的韧带与半月板损伤、前臂骨折及肩部挫伤。

投掷项目包括铁饼、标枪、铅球及链球。常见的创伤多因训练和比赛时,缺乏严格规则或缺乏拦网设备所致。也可以见到由于准备活动不够或技术不熟练而引起肌肉韧带损伤(肩、腰、膝、肘关节)或骨折。此外,由于技术特点也可造成劳肌损伤(肩、肘、膝、腰)。

二、田径运动训练中损伤的原因

(一) 对预防运动损伤的意义认识不够

在训练过程中,运动员损伤的程度多与运动员和教练员对运动损伤的认识程度有关,对运动损伤认识越全面,运动员在运动过程中出现的损伤也就越少,而错误的认识易导致运动损伤的出现和加剧。在训练过程中有些教练员和运动员把一般训练损伤看成正常现象,运动损伤意识淡薄,缺少有效的保护措施,使运动损伤得不到及时的治疗,导致运动损伤的不断加深,运动损伤出现率在不断加大,进一步阻碍了运动员提高运动水平和运动员的身体健康。

(二) 缺乏准备活动或准备活动不正确

能否进行充分准备活动是保证运动员正常发挥水平的基础,也是减少运动损伤最有效的方式之一。正确、充分的准备活动能加强身体灵活度,加大肌肉收缩性,加快血液循环,加强呼吸,缩短人体对运动的适应过程。在运动前通过多种练习,进一步提高中枢神经系统兴奋性,减少肌肉、韧带黏滞性,使关节活动幅度加大,从而减少或避免运动损伤。

(三) 运动负荷过大

运动负荷过大是导致运动损伤的原因之一。人体对运动负荷有一定的适应过程。在运动过程中若运动负荷超过人体所能承受负荷,则易造成肌肉的细微损伤,若反复积累则成肌肉劳损,特别是对新生或刚入队的运动员,运动负荷过大则可能违反循序渐进的原则。若长期疲劳得不到有效的放松与缓解则可能造成肌肉坏死等不良影响。所以,在训练过程中运动员以及教练应尽量避免运动负荷过大所造成的运动性损伤。

(四) 场地、器材、服装不符合要求

在训练过程中,场地、器材是影响运动员心理的重要因素之一。场地、器材不合理则易对运动员造成伤害,如场地不平或跑道太硬、过滑等,极易造成运动员脚踝受伤等。另外,运动时若服装不合适,鞋子过大或过小等,也会引起运动损伤的频繁发生。例如,穿非棉质的衣服运动,在运动过程中的汗液得不到排解,易造成中暑、感冒等疾病。

(五) 教学、训练和比赛组织方法安排不当

在教学过程中,合理安排教学、训练是减少运动损伤的有效手段。在训练过程中若安排不当则会造成意想不到的伤害。在田径运动中应遵循其循序渐进的原则,避免节奏不合理、无系统性的训练,对待不同年龄、不同性别的人应制定不同的教学方案、训练方案,不能操之过急,造成不必要的运动损伤。对田径运动中的动作或一定强度的内容有节奏、有系统地进行,可减少运动损伤❶。

三、田径运动训练中损伤的预防措施

(一) 加强思想教育

正确地认识田径运动以及田径运动损伤是减少及避免运动损伤的根本方法之一。全面认识及理解田径损伤的意义,教练在思想上应加强运动损

---

❶王德涛:《田径运动健身价值与实践研究》,北京,科学技术文献出版社,2018。

伤对运动的消极影响,提高运动员的自我保护意识。另外,运动员及教练还需不断地努力学习和掌握预防运动损伤的有关知识,提高对运动损伤的重视程度,克服他们的麻痹思想,加强他们的自我保护意识。

(二) 重视做好准备活动

教练应对准备活动给以足够高的重视,准备活动是保证运动充分进行的基础。充分的准备活动是避免运动损伤的有效手段之一。根据不同的人、不同的训练内容、季节气候的变化等做好准备活动,合理安排准备活动内容、运动量和时间,增加关节灵活度,提高运动神经的兴奋性,从而减少机体对运动的适应时间,减少运动中的各种伤害。

(三) 合理科学安排训练内容和运动负荷

合理安排训练内容和运动负荷是减少运动损伤,保证运动顺利进行的前提。教练应刻苦钻研教材、突出教材及训练基本内容的重点,善于抓易发损伤的关键,做到心中有数;根据不同的结构技能特点制定不同的教学方案,合理运用生物力学原理做正确的示范及练习,确保运动员有正确的动作技术概念,避免由于错误的动作而造成的损伤。训练内容应循序渐进,避免因负荷过大而造成的一系列损伤。

(四) 管理好场地器材,避免不必要的损伤

经常检查和维修场地器材是预防运动损伤不可缺少的措施之一。对训练的设施、必备工具等要及时检查及维修,保证器材完好,避免因器材缺陷而造成的不必要损伤。在训练过程中严格要求运动员,要求运动员不带有危害人身安全的器材,把损伤减少到零。总之,在训练过程中我们应根据运动损伤原因提出一系列有针对性的预防措施,尽量把运动损伤降到最低。

(五) 根据不同的运动项目,采取相应的防范措施

对待不同的运动项目,教练应采取相应的防范措施。例如,在径赛项目中,及时检查跑道,清除影响运动员发挥及对运动员有伤害的杂物。要求运动员按要求练习,杜绝横穿跑道、反向跨栏等危害自身安全的行为。要求运动员统一协调配合教练训练,认真做好放松练习,保证肌肉平稳进入安静状态,避免运动及肌肉损伤。

第六节 羽毛球运动项目的常见运动损伤及预防

打羽毛球最容易受伤的部位是膝盖、踝关节和肘关节,许多人还会在运动中扭伤腰部,现就常见的运动损伤逐个分析。

一、肘关节内外侧软组织损伤

在羽毛球运动中,其发生率约占总损伤的6%(内侧高于外侧)。

(一) 病因与病理

肘关节内侧软组织损伤最常见的原因有以下几点。

第一,羽毛球正手扣杀或击球过程中出现错误的技术动作,特别是在上臂外展,肘关节屈曲90°,肘部低于肩部时进行羽毛球扣杀动作,最容易致伤。

第二,突然、猛烈地做前臂旋前和屈腕的主动收缩或者肘关节爆发或过伸,使肌肉和韧带不能适应和承担该动作的力学要求。

第三,局部负荷过度、局部受到过度的牵扯或出现疲劳,准备活动不充分,如正手回击和扣杀时,羽毛球拍的反作用力或进行鞭打击球时所致的肘关节爆发或过伸;又如做抽球、扣杀动作时所要求的屈腕动作。

肘关节外侧软组织损伤的发生原因主要有:反拍扣杀,抽打训练过多,肌肉性能差,准备活动不充分,局部存有滑囊等因素所致。损伤原理为伸手肌群突然收缩,使肌肉或关节囊韧带受到剧烈牵拉;或因经常做前臂的旋后或伸腕动作,深层组织反复摩擦,挤压造成局部劳损性病变;滑囊的过分刺激而引起。

(二) 症状与诊断

多数伤者都能叙述出急性受伤的历史或过程。急性损伤者,伤后即觉肘内外侧疼痛,局部肿胀,甚至皮下淤血(内侧软组织损伤多见,大多表明有组织撕裂)。肘关节活动受限,常不能完全伸肘或曲肘。而慢性伤者,肿胀通常不明显,但伤者常在完成扣杀或抽球、快打时,动作质量不高。损伤部位有明显压痛,做肘关节被动外展外旋或曲肘屈腕,前臂旋前抗阻力收缩活动时(检查内侧伤);或作腕关节背伸前臂旋后抗阻力活动和肘关节稍弯曲、手半握拳,腕关节尽量掌屈,然后前臂旋前并逐渐伸直时(检查外侧伤),均可出现疼痛明显加重。如在检查时发现肘关节有松动,侧扳肘关节间隙加宽或外内翻角度增加,或出现肌肉上端有凹陷或裂隙等现象,则表明肌肉韧带有可能完全断裂(内侧伤者多见)。

(三)处理与伤后恢复练习

急性损伤期,伤肘应适当休息制动。损伤早期可局部冷敷,加压包扎,外敷新伤药。24~48小时后,可考虑进行理疗、按摩和外敷中药。局部封闭注射肾上腺皮质激素类药物,通常能收到较好的疗效。对慢性伤者,应以理疗、按摩、针灸治疗为主。对有肌肉韧带断裂或伴有撕脱性骨折者,宜进行手术缝合术等。在伤后练习与康复安排时,急性期要停止进行容易再伤或加重损伤的一些动作的活动,如正反手的扣杀、抽球等。要等到损伤部位已基本没有疼痛后,才可进行这些动作的练习,一般需2~3周的时间。而且运动量和强度等都要逐渐增加。在伤后练习与康复时,应佩戴保护装置,如护肘、弹力绷带等;要加强前臂肌肉群的力量练习和伸展性练习。对肘内侧软组织损伤者,特别是肘关节有一定松弛者,进入正式练习的时间更应长一些,否则很容易再损伤和肘关节的进一步松弛,从而发展成慢性劳损,甚至成为骨关节病。

(四)预防

充分做好运动前的准备活动,合理安排运动量,避免肘部过度活动。练习后,强调做肘部的自我按摩,以消除疲劳,提高自我保护能力❶。

二、三角纤维软骨盘损伤

三角纤维软骨盘是使桡尺骨远端紧密联结的主要结构,在羽毛球运动的腕部损伤中,它的发生率约占整个羽毛球运动损伤的3%。

(一)病因与病理

在羽毛球运动中,腕部三角纤维软骨盘损伤的发生,绝大多数是由于慢性损伤或劳损所致。主要是因练习中前臂和腕部反复的旋转负荷过度,是软骨盘长期受到碾磨或牵扯,以及桡尺远侧关节受到过度的剪力作用而引起的。而准备活动不充分,握拍或击球技术存在问题,前臂与腕关节柔韧素质较差等,也是造成损伤的一些原因,急性损伤大多是因摔倒时手撑地而引起的。该损伤的原理是由于前臂极度旋转时,尤其是处在腕背伸下的旋前

---

❶于勇:《运动锻炼与健身研究》,北京,九州出版社,2018。

时,会使尺桡骨的远端趋向分离,三角纤维软骨盘会被拉紧、扭动,如果旋转力或剪式应力作用过大,就会使三角纤维软骨盘的附着处撕断或分离甚至使软骨盘本身撕裂,而桡尺远侧关节间也可产生不同程度的扭伤、分离或脱位。在羽毛球运动过程中,握拍手的前臂与腕部,在完成各种击球及技术动作时,通常需要处在上述力学作用的状态下,因此三角纤维软骨和桡尺远侧关节的受损机会很多。

(二) 症状与诊断

伤者通常腕关节尺侧或腕关节内疼痛,腕部感到软弱无力,当前臂或腕部做旋转活动时,疼痛加重。检查时,多无腕部肿胀,压痛点多局限于尺骨茎突远方的关节间隙处和桡尺远侧关节背侧间隙部,做腕关节背伸尺侧倾斜受压时,即可出现疼痛,如有些伤者有桡尺远侧关节松弛或半脱位、脱位,则可发现尺骨小头明显地在腕背部隆起,推之活动范围明显增加(可与正常侧比较),按之可多平,松手又再见隆起,握力检查有减退。

(三) 处理与伤后恢复练习

要及时治疗新的损伤,应暂停或控制腕部运动。局部外敷消肿止痛中药,或在痛足和关节内注射肾上腺皮质激素类药物,同时给予适当固定,将前臂固定于中立位并限制腕与前臂的旋转活动,一般都能取得良好的治疗效果。如有尺骨小头向背侧隆起者,则需用压垫加压全扎固定。在伤后康复和练习安排时应注意:急性伤者应暂停腕部活动,特别是腕部旋转活动,要等损伤组织修复、愈合后才可进行腕部正常练习活动,一般需 3～4 周。在腕关节屈伸和支撑动作无疼痛后,可逐渐加入腕与前臂的旋转动作,练习时必须佩戴保护支持带。慢性伤者进行练习时,所佩戴的保护带应对腕关节背伸和旋转活动有较大限制,如戴上护腕或在护腕外加弹力绷带加以包扎,以防训练再受伤。

(四) 预防

合理安排腕部的局部负荷,加强前臂与手腕的力量练习和柔韧性练习,佩戴护腕,做好局部准备活动,改进和提高握拍和击球技术等。

三、肩袖损伤

在从事羽毛球活动过程中,极易发生肩部软组织损伤,其中又以肩袖损伤最为常见,约占肩部损伤的80%。而肩袖损伤约占整个羽毛球运动损伤的14%。

(一) 病因与病理

肩袖损伤的发生,一些伤者是因一次急性损伤而引起,以后由于未及时地进行合理、彻底的治疗而继续受损,以致逐渐转变为慢性损伤;一些伤者无明显外伤史,是因局部负荷过度,肩袖肌腱受到多次、反复的磨研或牵扯,使其微细损伤,逐渐劳损和退行性变而引起。另外,技术动作存在问题或有错误,准备活动不充分,肩部肌肉差、肩关节柔韧性不佳等因素也是导致肩袖损伤的一些因素。肩关节再外展,尤其是带着内旋的情况下,使肩袖肌腱,特别是冈上肌肌腱不断与肩峰摩擦(如大力扣杀或绕头顶扣杀及滑板等),而当肩关节外展60°～120°时,摩擦最厉害。这是因为,在这个活动范围内,主要由冈上肌收缩,将肱骨向肩胛骨靠拢固定,使肱骨大结节与肩峰最靠近,所以冈上肌与肩峰摩擦得最厉害。而当超过120°后,肩胛骨也随之转动,使两者距离加宽,肌腱摩擦也就消除。

(二) 症状与诊断

肩痛。多在肩外侧痛,可向三角肌上部或颈部放射,在肩关节外展或同时伴有内外旋时通常出现疼痛。

痛弧。在肩关节外展10°～120°的弧度内出现疼痛,超越120°后疼痛消失。肩部又放下至120°以下时,疼痛又显现。

压痛。在肩峰下肱骨大结节处有压痛。

肿胀。急性患者可有局部肿胀。

外展和外旋抗阻力试验呈阳性。

(三) 处理与伤后恢复练习

理疗、针灸、按摩、外敷伤膏药或局部药物封闭注射等,都可取得较好的效果。急性伤者应将上臂在外展30°的位置下固定休息。急性损伤或慢性损伤急性发作的伤者应适当休息。暂停肩部超范围的急剧转动活动或专项技术练习。急性期过去后,应立即开始练习肩关节的绕环及旋转活动。在伤后练习时,应以上肢下垂放松位下练习,然后逐渐增加肩的抬举角度进行练习,基本不痛后,可进行负重练习和逐步过渡到专门练习,慢性病者可从事肩部的各方活动,但应避免引起疼痛或会使损伤加重的一些动作。在专项练习时,可先做些难度和强度要求较低的动作,或改变一些练习方法或技术动作的样式,控制专项练习中局部的负荷量。另外,在伤后练习与康复中,要注意发展肩带小肌肉群的力量和柔韧性,在加强肩袖肌群肌力练习时,宜采取上肢外展80°~90°的屈肘静力负重练习。

(四) 预防

充分做好准备活动;及时纠正错误动作;注意发展肩部肌肉力量和肩关节的柔韧性,特别要加强肩部小肌肉群的练习;合理安排局部负担量等。为加强肩部肌力,可采用上肢外展80°~90°的屈肘负重静力练习。负荷重量因人而异,逐渐递增,时间为30~60秒或以不能坚持为止。

四、腰部损伤

腰部损伤是指腰(臀)部肌肉、筋膜、韧带或椎间关节等软组织损伤,俗称"腰肌劳损"。在羽毛球运动中患有慢性腰痛者,大多属于此病(占60%以上),占整个羽毛球运动损伤的11%左右。

(一) 病因与病理

在运动员中,腰部损伤大多是由于疲劳积累,局部劳损或慢性细微损伤而逐渐形成的。而腰部活动过于频繁,负荷过大或过于集中,如突然爆发用力超越了躯干一时所能承受的能力,所做动作超越了脊柱的功能范围,再加上肌肉力量差(如起跳扣杀时,过分伸展脊柱动作或左右跨步,前后移动回球时,过分扭转躯干等),便容易造成急性损伤,而腰部损伤后,如未及时彻底治愈,训练时又不注意自我保护,则容易使急性损伤逐渐转化成慢性损伤。

(二) 症状与诊断

疼痛:轻伤时常无疼痛,过后或次日晨起时感觉腰痛。重伤后疼痛加剧,甚至在发生扭伤的一瞬间,觉得像"断了腰"或有一响声,疼痛也较剧烈。若腰痛伴有小腿或足部放射痛及麻感,在胸腹内压力改变(如咳嗽、打喷嚏、大便)时串痛,麻木加重,则有可能是腰间盘髓核突出症。

脊柱生理弯曲改变:可出现侧弯,腰曲减小或消失。

腰部活动障碍和肌肉痉挛:如腰背肌拉伤,在弯腰和侧屈时疼痛,并抗阻伸脊柱活动时出现伤处疼痛。

损伤的局部一般都有较明确的点压痛。

棘突偏歪:椎间关节扭伤或错位、椎间盘髓核突出症的患者,常伴有患部棘突偏离正中线。

(三) 处理与伤后恢复练习

物理疗法:针灸、按摩、外敷跌打伤药,内服新伤药,必要时可采用痛定封闭等。急性疼痛期,除进行必要治疗外,应卧床休息,避免重复受伤,形成劳损。在伤后康复练习时,要用宽腰带保护,要练治结合,练后腰疼加重者,应暂停专项练习,并注意休息。如练后无明显加重者,可按原计划进行练习。康复练习时以加强躯干肌的力量和柔韧性为主,同时也要重视相关肌肉的锻炼(如腹肌、两侧躯干肌等),另外练习前要做好局部准备活动,练习后做好放松与恢复,如热敷、按摩、伸展动作等。

(四) 预防

要充分做好准备活动,使腰部肌肉的力量和协调性得到提高;注意力要集中,扣杀时肌肉不要完全放松,保持一定的紧张度;掌握正确的技术动作;加强腰部肌肉力量和伸展性的锻炼,同时还要加强腹肌练习。这些肌肉的增强,可避免本身的损伤,还可保护脊柱,避免脊柱及韧带的损伤。

五、髌骨劳损

髌骨劳损在羽毛球运动中的发生率极高,是膝关节部位极为常见的一种损伤,约占整个羽毛球运动损伤的13%,在羽毛球膝关节损伤中约75%的伤者属于这一类,并有半数伤者波及两侧肢体,此伤者会给其参加羽毛球运动带来较大影响。

(一) 病因与病理

髌骨劳损的发生原因除少数病例是由于一次性的膝部损伤,如受到猛烈撞击(摔倒、膝跪地等)或膝关节扭伤等引起外,绝大多数伤者是由膝关节在半蹲位状态下活动频繁,负荷过度,而使髌骨关节软骨面受到超量负荷、反复摩擦,或细微损伤而造成。因而练习不科学不合理,过多或过于集中地进行膝关节半蹲位姿势下,发力蹬跨、蹬跳、变向等练习,伤病停止练习后突然增加膝关节负荷或专项练习,是造成膝关节损伤最常见的原因。另外,准备活动不充分,膝关节附近肌肉力量差,平时不注意保护膝关节,则更易诱发此类损伤。其原理是:膝关节处于半蹲位时,关节的稳定性下降,而股四头肌包绕髌骨的腱膜与韧带承受的拉力牵张和髌骨、股骨相应的关节软骨面上所承受的应力都明显增加。另外,膝关节处于半蹲位活动时,如滑步、转体移动、蹬跨起跳等,都会使髌骨软骨面承受更大的应力和较大的摩擦力,这些力如果超过了组织的生理负荷,就会造成局部组织细胞的损害与破坏,从而引起一系列的病理变化。

(二) 症状与诊断

伤者主诉膝关节无力、发软、疼痛,检查时可发现髌骨边缘指压痛,髌骨压迫痛,伸膝痛、抗阻痛,有些伤者可有髌骨摩擦实验阳性。

(三) 处理与伤后恢复练习

首先应采取积极的练治结合康复措施。常用的治疗手段有:物理疗法(红外线照射超短波等)、中草药外敷、针灸与按摩下肢和膝关节周围,必要时可在关节腔内或痛点处注射肾上腺皮质激素类药物,但应慎重。而球员一旦发生髌骨劳损后,就应根据伤情的不同,合理安排伤后练习,采取治练结合的方针,对于轻伤(膝无力、酸痛,活动开后症状即消失),可加强具有一定强度的膝功能锻炼,适量调整膝关节负荷较大的专项练习。对于中等伤(半蹲时疼,活动开后症状减轻,锻炼后加重,休息后又减轻),在不加重髌骨损伤的前提下,增加中等强度的膝部功能练习,如静蹲、跳绳等,尽量不做膝关节负荷较大的练习。同时要积极进行治疗。对于重型伤者(互动膝痛明显,甚至走路都痛),应停止膝部专项练习,不能进行半蹲位的发力动作。此时应积极治疗并进行一些膝关节功能练习,如进行静力半蹲或“站桩”练习,时间长短和角度,因人因伤而异,随着伤情变化而变化,最后别忘了做放松整理活动,并坚持活动。

(四) 预防

膝关节的准备活动要充分;练习内容要多样化,不使膝关节过度疲劳;锻炼后应充分放松并自我按摩,加强自我保护;加强膝关节周围肌肉的锻炼(股四头肌等)。

六、踝关节损伤

踝关节损伤主要是踝关节外侧韧带损伤,约占足部损伤的33%以上。

(一) 病因与病理

当羽毛球队员在比赛场上不停地上下、左右跨步地移动或前后跳起扣杀时,由于脚着地时,身体重心不稳或偏向一侧,常使足的前外侧先着地。所以足在跖屈内翻位扭伤外侧副韧带最常见。

(二) 症状与诊断

有踝关节急性扭伤史,伤后踝关节外侧剧烈疼痛,活动受限,跛行或不能行走。检查时,可看到伤处肿胀,轻伤足部畸形不明显,重伤有足内翻畸形。一般在12小时后出现皮下瘀斑。损伤部位有压痛点,踝关节内翻,疼痛加重。踝关节稳定性差,如有活动异常者,说明韧带断裂。

(三) 处理与伤后恢复练习

伤后立即进行冷敷,然后外敷新伤药,用绷带包扎固定休息。包扎时注意绷带行走方向,使受伤韧带处于相对松弛状态。伤后24小时后,可采用物理疗法,同时加以针灸、按摩,但肿胀大者,切忌重手法刺激。当单纯的踝关节扭伤,一旦急性症状减退,应在保护带(如弹力绷带、护踝等)的固定下进行着地行走活动。约两周后,可进行增加肌肉力量和协调性练习,如踝关节抗阻力活动,也可在松软的地上进行一些较慢动作的练习(如跑、跳等)。对踝关节有松动不稳的伤者,要特别加强踝和足部的肌肉力量练习,并控制踝部的训练量。

(四) 预防

局部准备活动要充分;加强小腿与足部肌肉锻炼,增加踝关节稳定性;训练时,注意加固踝关节(如戴护踝或绑弹力绷带);积极治疗,避免反复损伤。

综上所述,羽毛球运动的损伤与防护,预防重于治疗,所以运动前一定要充分热身。打球时如感到局部肌肉疼痛,应该马上停下,用冰块敷疼痛部位。另外,可以通过训练来加强相应部位的耐受力,这样才能从根本上预防运动损伤。

肩关节损伤的预防措施:将一定重量的物品置于肘部,平举至与肩同高,坚持1～2分钟,可以加强肩部力量和柔韧性。

肘关节损伤的预防措施:可采用俯卧静立支撑锻炼方法来加强该部位力量。如果这个部位已经受伤,做恢复性练习时需要带上护肘或弹性绷带来防护。

手腕损伤的预防措施:除了作腕部负重练习之外,运动时要注意带上护腕或用弹力绷带进行保护。

膝关节损伤的预防措施:通过负重半蹲训练,增强膝盖部位力量。做这项练习时,膝关节弯曲的角度可由小变大,直到双膝感到疼痛为止。运动时可佩戴护膝。

第七章 运动康复实践案例模块

第一节 脊柱与骨盆常见案例

一、急性腰扭伤

腰部急性损伤包括肌肉损伤、韧带损伤及关节扭伤等。腰部为人体躯干连接下肢的桥梁,负重大、活动多,在运动中遭受损伤的概率极高。最常见的损伤原因是由提重物引起的。在弯腰屈髋、伸膝的位置提重物时,背伸肌群力量不足或力足但无思想准备时通常易引起腰部肌肉、筋膜、韧带拉伤或撕裂,以及肌肉的痉挛和腰部关节的错位。急性腰扭伤后,应进行有针对性的康复治疗,待消除急性损伤症状后,还应加强腰部力量和稳定性。

(一) 案例描述

康复对象郭××,男,28岁,上班族,有一年半的慢性腰痛史,有数月健身史。在一次杠铃深蹲时左侧腰部扭伤,出现疼痛,休息两周和膏药治疗后有所改善,但并不明显,疼痛仍然存在。疼痛集中在腰部左侧,站立时无疼痛,走路时无疼痛,久坐、长时间开车以及搬重物后,产生疼痛,对需快速腰部屈伸的动作感到恐惧。睡眠正常,但晨起时左侧腰部有僵硬感。

(二) 案例分析

康复对象有慢性腰痛史,有数月健身史,某次蹲杠铃时发生急性腰扭伤,可考虑是由于康复对象运动经历较少,在做杠铃下蹲时动作或负荷控制不佳,导致急性腰扭伤。应根据康复对象的慢性腰痛史和该次急性扭伤的情况做进一步评估,以确定康复对象的功能障碍或缺失。

休息两周和膏药治疗有改善但不明显,需考虑急性扭伤后的炎症反应消除不良,仍存在组织水肿或粘连,或是损伤部位肌肉紧张仍没缓解。

久坐、长时间开车和搬重物后腰痛加重,可能与损伤后核心力量和稳定性下降有关,核心肌群在炎性因子的刺激下会导致肌肉激活程度降低,从而使核心稳定性下降,腰部组织应力增加而产生疲劳,且疲劳无法尽快消除,进而产生疼痛。

晨起左侧腰部有僵硬感,可能与损伤后无针对性的康复治疗导致局部血液循环和代谢降低,从而导致恢复能力减弱有关。

康复对象对有快速腰部屈伸动作感到恐惧,可能与其有慢性腰痛、核心肌力和稳定性下降有关。此外,康复对象心理上也可能出现了问题。通过主诉我们了解了康复对象腰部损伤的情况,但仍需要进行以下的诊查评估,从而进一步确定康复对象的损伤情况和功能障碍。

(三)康复方案

康复目标:消除炎症和疼痛,改善腰部各方向的活动情况,提高康复对象核心力量和核心稳定性,改善活动能力。

康复方法:根据康复对象主诉和诊查,将康复计划分为两个阶段:第一阶段以理疗和手法治疗为重点。第二阶段以核心力量与稳定性训练为重点。

1.第一阶段

(1)消肿止痛

中频电治疗:康复治疗师手握中频电治疗仪,以疼痛中心向周围扩散,选择10~12个痛点,每个痛点治疗1分钟。

热磁治疗:康复对象仰卧位,将治疗垫片置于腰部,选择中低强度,治疗20分钟。

(2)肌肉放松与牵拉

手法放松:康复治疗师采用按揉、筋膜松解等手法,放松腰部和下肢紧张的肌肉,包括腰方肌、髂腰肌、股四头肌和腘绳肌,手法一定要轻柔,避免过度刺激造成肌肉更紧张。

牵拉:背伸肌群,注意获得康复对象有无牵拉感的反馈,且不引起疼痛。牵拉30~60秒,休息30~60秒,重复2~3组,每天做1~2次。

腘绳肌:注意获得康复对象有无牵拉感的反馈,且不引起疼痛。牵拉30~60秒,休息30~60秒,重复2~3组,每天做1~2次。

股四头肌:注意获得康复对象有无牵拉感的反馈,且不引起疼痛。牵拉30~60秒,休息30~60秒,重复2~3组,每天做1~2次。

臀肌:注意获得康复对象有无牵拉感的反馈,且不引起疼痛。牵拉30~60秒,休息30~60秒,重复2~3组,每天做1~2次。

泡沫轴或网球放松：

腰部肌群：康复对象呈仰卧位，将网球置于腰部紧张肌肉，放松身体，将自身重量压于网球上，疼痛若超过NRS 3/10，则稍抬起身体，减轻压于网球的重量。练习5～8分钟。

腘绳肌：康复对象呈仰卧位，将泡沫轴置于腘绳肌，放松身体，将自身重量压于泡沫轴，疼痛若超过NRS 3/10，则稍抬起身体，减轻压于泡沫轴的重量。练习5～8分钟。

股四头肌：康复对象呈俯卧位，将泡沫轴置于股四头肌，放松身体，将自身重量压于泡沫轴，疼痛若超过NRS 3/10，则稍抬起身体，减轻压于泡沫轴的重量。练习5～8分钟。

髂胫束：康复对象呈侧卧位，将泡沫轴置于髂胫束，放松身体，将自身重量压于泡沫轴，疼痛若超过NRS 3/10，则稍抬起身体，减轻压于泡沫轴的重量。练习5～8分钟。

（3）关节活动度

关节松动术：康复对象呈俯卧位，腹部垫枕头，康复治疗师为康复对象做棘突由后向前的滑动，根据康复对象的反馈情况，给予1～2级的松动手法。

猫驼式运动：康复对象四点支撑于平面，在康复治疗师的指导下，反复进行脊柱的节段性伸展和屈曲活动，注意需在无痛范围内进行，每组练习8～12个，做2～3组。

2.第二阶段

（1）关节活动度

继续采用关节松动术和猫驼式运动改善康复对象腰部生理活动度，具体动作同第一阶段。

（2）核心力量和稳定性训练

深层稳定肌激活训练：康复对象呈仰卧位，进行腹式呼吸3～5分钟。

腹桥：注意躯干成一条直线，腰部无塌陷，骨盆无倾斜和翻转，每组练习45～60秒，做2～3组。

侧桥（双侧）：注意躯干成一条直线，腰部不能屈曲，骨盆无翻转。若康复对象无法完成，可膝关节屈曲90°支撑，每组练习30～45秒，做2～3组。

背桥：注意躯干成一条直线，骨盆无塌陷，每组练习45～60秒，做2～3组。

躯干稳定性练习:康复对象四点支撑,在康复治疗师的指导下,按顺序抬起/放落单侧上肢及单侧下肢,并逐渐向同时抬起对侧上肢和下肢进级,每组每侧练习5~10个,做2~3组。

(3)骨盆控制训练

骨盆前后倾训练:康复对象呈站立位,有控制地做骨盆前倾和后倾交替运动,动作幅度逐渐增大,每组练习15次,做2~3组。

骨盆侧倾训练:康复对象呈站立位,有控制地做骨盆左倾和右倾交替运动,动作幅度逐渐增大,每组练习15次,做2~3组。

(四) 技术要点分析

急性腰扭伤早期,康复重点在控制炎症反应、减轻疼痛、缓解肌紧张等;若该康复对象有慢性腰痛史,提示康复对象可能还存在核心力量和稳定性下降,急性腰扭伤与肌力下降等情况。因此,急性期过后的康复重点应在核心力量和稳定性训练上。

无针对性的治疗不但不能减轻症状,甚至还可能耽误最佳的治疗时间,从而加重损伤。因此,在遇到此类情况时,应尽早进行康复评估和治疗。待康复对象腰部急性问题解决后,应对康复对象进行全面评估,从根本上解决康复对象的腰部问题❶。

二、慢性颈痛

慢性颈痛又称姿势性颈痛,是一种常见的慢性骨骼肌肉损伤。由于长期保持头前伸姿势,导致颈部和肩胛带周围肌肉疼痛、颈肩部肌力下降和颈部本体感觉减弱。长期伏案工作、长时间使用电脑和手机是引起慢性颈痛的常见原因。大量研究认为,出现这种骨骼肌肉疼痛的原因是颈部周围肌肉疲劳,降低了颈椎关节本体感觉的传入,进而导致颈部关节不稳。

(一) 案例描述

王××,女,43岁,外企公司白领,无任何体育活动爱好,无其他患病史。影像学诊断:颈椎X线片显示无异常。头颈部无损伤史,颈痛已有6个多月,伏案半小时后出现疼痛。颈肩部、肩胛骨上部有疼痛和僵硬感,但无眩晕和手、臂麻木症状。康复对象主诉:自我肌肉放松对症状有缓解,但容易反复。

---

❶邱贵兴、戴克戎:《脊髓、脊柱和骨盆创伤》,武汉,湖北科学技术出版社,2016。

(二) 案例分析

康复对象主诉颈痛已有6个多月,X线片检查也无异常,提示可能是由于长期姿势不良导致肌肉不平衡,部分肌肉过度使用,继而产生疲劳。由于康复对象颈痛时间较长,可能存在颈肩部肌肉失衡、力量下降和颈部本体感觉下降的问题。

(三) 康复方案

康复目标:消除疼痛,增加颈椎活动度,增加肩颈部肌肉力量,姿势的纠正,防止颈痛的再发生。

康复计划:根据康复对象的主诉和诊查结果,可将康复对象的康复分为两个阶段,第一阶段以缓解疼痛,增加关节活动度为主;第二阶段以提高颈肩部肌肉力量、改善本体感觉和纠正异常姿势为主。

1.第一阶段

(1)肌肉牵拉与放松

手法放松:康复对象呈俯卧位,对斜方肌上束、肩胛提肌、冈上肌进行手法放松,手法要轻柔,肌肉有轻微酸痛即可,每组练习10~15分钟,练习1~2组。

康复对象呈仰卧位,对斜角肌、胸锁乳突肌、胸小肌进行手法放松,手法要轻柔,肌肉有轻微酸痛即可,每组练习10~15分钟,练习1~2组。

肌肉的拉伸,胸小肌:康复对象呈仰卧位,康复治疗师站在其牵拉侧。康复治疗师一只手放在康复对象肩前部,另一只手握住康复对象手臂,使康复对象肩部靠近床面,从而使其肩胛骨向后下方运动,保持20~30秒。

斜方肌上束(以左侧为例):康复对象呈仰卧位,头部尽量右旋收下颌。康复治疗师左手置于康复对象枕骨部,右手放在康复对象左肩上,向右推康复对象头部的同时向下推康复对象肩部,保持20~30秒。

胸锁乳突肌(以左侧为例):康复对象呈仰卧位,头部尽量左旋。康复治疗师一只手托住康复对象头部,另一只手放在康复对象右耳上,帮助康复对象加大左旋幅度,保持20~30秒。

斜角肌:康复对象呈仰卧位,头颈部尽量右侧屈。康复治疗师右手置于康复对象左耳上方,左手放在康复对象左肩上,向右推康复对象头部的同时向下推康复对象肩部,保持20~30秒,重复2~3次。

肩胛提肌:康复对象呈坐位,肩部自然放松,手臂放于大腿上。康复治疗师站在康复对象牵拉侧,一只手固定康复对象肩峰,另一只手将康复对象头部向对侧施力,保持20~30秒,重复2~3次。

(2)关节活动度

关节松动术:采用颈部椎体棘突由后向前滑动技术,增大颈椎屈伸活动范围。

关节主动运动训练:颈椎主动活动训练:康复对象呈坐位,姿势端正,做颈椎的屈曲/后伸、侧屈、旋转运动。要求每个方向活动到无痛的最大范围,并在终末端保持5秒。

颈椎回缩训练:康复对象呈站立位,一只手手指放置在下颌处,然后逐步增加力量向背侧推动,使其头部后缩移动,可增加颈椎和上位胸椎的活动度和力量,保持5~10秒。

2.第二阶段

(1)肌肉力量训练

颈深屈肌练习:头颈屈曲训练(craniocervical flexion exercise,CFE):是为了激活颈深屈肌,激活该肌肉募集能力。

抬头屈颈训练(craniocervical flexion and cervical flexion,CCF-CF):12~15次/组,3~4组;如果连续3次训练可以完成15次×3组,负重可增加0.5kg,12~15次/组,3组,3次/周;逐步进阶,每次增加0.5kg,但总负重量不能超过2kg。

颈部肌肉力量训练:包括颈屈肌、颈伸肌、颈左右侧屈肌群的力量训练。康复对象呈坐位,将弹力带套在头上,弹力带另一端与头部水平固定,弹力带所朝方向与康复对象头部运动方向相反。康复对象抗阻进行颈部前屈、后伸、左右侧屈运动。要求12~15次/组,2~3组。

肩胛周围肌群力量训练:主要包括使用弹力带抗阻进行"T""Y""W"动作训练。要求12~15次/组,2~3组。

(2)本体感觉训练

颈椎本体感觉练习,头位置重置觉训练(head repositioning aceuracy,HRA):随意方向选取5个定点,每个定点进行3遍训练。

颈椎运动感觉训练:康复对象膝撑式四点支撑,前额抵住瑞士球。然后一只手水平抬起与躯干水平,刺激颈椎的稳定性。要求保持20~

30s/次,5～8次。

(3)姿势和动作模式的训练

投降动作:8～10个/组,2～3组。

(四) 康复效果评定

根据评估—分析—干预—再评估—调整康复计划的理念,定期为该康复对象进行康复效果评定,康复对象经过6周的康复后进行再评估结果如下。

疼痛减轻,颈部屈曲、伸展、后缩、左右侧屈关节活动度得到明显改善。颈部在无痛情况下屈曲主动活动度为43°,被动活动度为45°;后伸主动活动度为44°,被动活动度为48°;左右侧屈时,对侧肌肉无疼痛。

康复对象颈肩部肌肉力量提高,颈部稳定性增加,长久伏案工作时不再出现疼痛。

对于颈椎本体感觉的训练,康复对象反映在训练一段时间后感觉颈部轻松。经过6周训练后再次本体感觉测试发现,8个方向的定点到重置点的差值均小于3cm,说明本体感觉得到提升。

(五) 技术要点分析

在慢性颈痛的康复治疗中,应根据康复对象情况进行针对性的治疗和训练。第一阶段以增加无痛关节活动度和放松肌肉为主。慢性颈痛康复对象需要特别注意斜角肌的评估和放松治疗,因为在颈深屈肌的耐力训练中斜角肌的放松很重要。第二阶段以提高颈肩部薄弱肌肉的肌肉耐力和神经肌肉能力为主,激活正确的动作活动模式和正确标准的伏案工作姿势。由于康复对象的颈深屈肌力量较弱,头前伸距离明显,并且在日常及康复训练中头前伸姿势显著。因此,在后续康复训练时要极为注重对颈深屈肌的训练。

另外,根据康复对象的工作特点,需要对其伏案工作的姿势进行矫正。因此,在训练中应注重对康复对象正确姿势使用的教育。在正确姿势训练中,训练强度不应让康复对象感到疲劳,否则神经肌肉控制能力会有所下降。

第二节 上肢常见案例

一、锁骨骨折康复

(一)基本知识

锁骨骨折是肩部常见的损伤,占全身骨折的 3.5% ~ 5.1%,肩部骨折的 53.1%,多数为少年儿童。锁骨在人体发育过程中不断变化,出生时远端 1/3 骨化,中部为膜化骨,近端有骨骺,为软骨内成骨。锁骨完全骨化较晚,18 岁时近端才出现第 2 次骨化中心,22 ~ 25 岁时闭合。小儿锁骨无明显弯曲,近似直形;成人锁骨呈曲形,曲度一般男性大于女性。弯曲呈前后位,内侧 2/3 凸向前,外侧 1/3 凸向后侧。

锁骨由于其解剖形态上的弯曲和不同截面上的变化,在锁骨中 1/3 处(2 个弯曲弧的交界处)形成力学上的弱点,该部又缺少肌肉附着的保护,发生骨折机会较多。当暴力来自轴位时,在此段形成剪力损伤,骨折以斜形多见,内侧端多为弯曲力骨折,以横断为主,临床少见。

锁骨位于皮下,仅有一层极薄的颈阔肌覆盖,骨折稍有移位即可显示。在锁骨的外端前下方有三角肌,后有斜方肌附着,并以喙锁韧带与肩锁韧带固定;内端上方有胸锁乳突肌附着,前下方有胸大肌附着,并有胸锁韧带及喙锁韧带固定。锁骨在肩盂关节联合活动中起着重要的作用,故锁骨骨折后恢复肩盂关节活动度是康复的重点。

锁骨骨折常分为 3 型:Group Ⅰ,中 1/3 骨折;Group Ⅱ,外 1/3 骨折;Group Ⅲ,内 1/3 骨折。大部分锁骨骨折的主要原因是摔跤或肩部直接外力,通常,随着锁骨弯曲,锁骨中 1/3 与第 1 肋骨顶触撞击,造成锁骨中 1/3 螺旋形骨折。

(二)复位后注意事项

锁骨骨折闭合复位术后双侧腋窝以软垫适当保护,固定时松紧要适度,太紧压迫神经血管引起并发症,太松无固定作用。

锁骨远端骨折切开复位内固定术后,无论采用何种固定方法,患肢应持续固定 6 周。由于术中显露骨折时,已将三角肌和斜方肌从锁骨上分离,所以术后早期需要保护肌肉愈合。

锁骨干骨折切开复位内固定术后,患肢屈肘,用肘关节吊带悬吊于舒适位置应用悬吊带时避开颈椎动静脉的压迫❶。

(三) 评定内容

肩关节活动范围;肩关节周围肌群肌力;肩关节功能评分。

(四) 运动疗法

1.目的

恢复肩盂关节活动度,保持肌肉力量,主要有胸锁乳突肌(转颈)、胸大肌(臂内收)、三角肌(臂外展),恢复肩盂关节日常生活工作功能。骨折愈合时间为6~12周,康复时间为10~12周。

2.影响康复的因素

骨科处理方法:中1/3处骨折多采用保守治疗,包括吊带或腋下外展支架。并发症:锁骨外侧段骨折可能发生创伤性骨关节炎,致疼痛及肩盂关节活动受限。

3.康复处方

锁骨骨折相当常见,多为间接暴力所致,如跌倒时手或肘或肩部先着地,暴力沿上肢冲击锁骨外端造成骨折。多见于中段,多为横形或斜形骨折,直接暴力多为粉碎型。骨折后,近侧端因受胸锁乳突肌牵拉而向后上方移位,远侧端因受肢体重力与肌肉牵拉而向前下方移位。幼儿青枝骨折或成人无移位骨折常用三角巾或颈腕吊带悬吊。有移位的骨折常需手法复位后再用"8"字形绷带、石膏绷带或粘胶固定。

(1)骨折早期的运动疗法原则

姿势治疗:睡眠时宜仰卧在木板床上,两肩之间用薄枕头垫高,保持肩外展后伸拉,避免侧卧;其他部位的功能锻炼,包括深呼吸、躯干和下肢主动运动;握拳、伸指、分指、腕屈伸、腕绕环、肘屈伸、前臂内外旋等主动练习幅度尽量大,逐渐增加用力程度。第2周增加捏小球,抗阻腕屈伸运动等。被动或助力的肩外展旋转运动。第3周增加抗阻的肘屈伸与前臂内外旋:仰卧位,头与双肘支撑做挺胸练习。

(2)骨折早期的康复治疗方案

伤后1周内:骨折无连接,骨折处于炎症期骨折处被血肿和炎性组织包

---

❶陈军:《运动康复》,厦门,厦门大学出版社,2016。

围。注意事项：保守治疗，肩固定于内收内旋位，屈肘90°。运动疗法：伤侧不应负重；不活动肩盂关节；活动肘关节及腕、手部各关节。肌肉力量：无肩盂关节周围肌肉力量锻炼。3~4天后可开始肘、腕部肌肉等长锻炼，以健侧手辅助固定上臂，练习肘主动屈伸，以保持肱二头肌力量。日常生活：用健侧手。

伤后2~3周：骨折断端间隙无或极少连接。骨折开始修复，开始出现软骨痂。注意事项：肩继续固定于内收内旋位屈肘90°。运动疗法：伤侧不应负重；活动肘关节及腕、手部各关节，肩盂关节可在不引起疼痛前提下做垂臂钟摆练习。肌肉力量：继续肘腕部肌肉等长锻炼，开始手指等张锻炼及三角肌等长锻炼。日常生活：用健侧手。

（3）骨折中后期的康复治疗原则

骨质愈合，去除外固定后进入恢复期，练习肩盂关节的外展、上举、后伸、前屈、环转运动。

伤后4~6周：骨折处骨性骨痂连接，骨折基本稳定。骨折处出现骨性骨痂并不断增加。注意事项：约6周时移除外固定，肩盂关节允许轻度外展活动（<80°）。患肢用颈腕悬吊带挂胸前，除上述练习外再增加以下练习：站立位上体向患侧侧屈，做肩前后摆动；上体向患侧侧屈并略前倾，做肩内外摆动。努力增大外展与后伸的运动幅度。开始做肩盂关节各方向和各轴位的主动运动，助力运动和肩带肌的抗阻练习。运动治疗：伤侧仍避免负重，加大肩盂关节钟摆锻炼幅度，开始各方向主动活动但外展不超过80°。继续肘关节及腕、手部各关节活动。肌肉力量：开始肩袖肌训练，继续肘、腕部肌肉等长锻炼，促进握力。日常生活：可用患肢辅助健侧完成一些轻负重动作。

伤后7~12周：骨性骨痂连接，骨折稳定。骨折愈合进入塑形期，骨性骨痂开始塑形。注意事项：此时如无延迟愈合、不愈合等并发症，尤特别注意事项。运动治疗：逐渐加至全负重。各关节最大限度主动活动，适当增加被动活动，以最大限度恢复肩盂关节活动范围。增加肩外展和后伸主动牵伸两周内避免做大幅度和用大力的肩内收与前屈练习，增加中肩外展和后伸主动牵伸。肌肉力量：肩带肌肉等长锻炼及抗阻力锻炼。日常生活：正常愈合者可用患肢正常生活。

长远规划：因多数患者为青少年，应告诫他们不要过早参加冲撞性运动。

二、肩锁关节脱位

(一) 基本知识

肩锁关节脱位是临床常见外伤疾患,治疗方法多种多样,但在治疗方法的选择上医师之间观点并不统一。对于移位较大的损伤,医师大多倾向于选择手术治疗。临床治疗中不仅仅要考虑病人的病情及骨折脱位的分类情况,还要考虑病人的经济状况及职业、年龄及主观愿望等诸多情况,进行个体化治疗。下面就保守治疗的若干问题作一些商讨。

肩锁关节脱位是肩部常见损伤之一,多由直接暴力所致,其发生率约占全身骨折脱位的4.4%～5.89%。肩锁关节脱位约占肩关节损伤的12%。

1.解剖特点

肩锁关节是一个由肩峰内缘与锁骨外端并连的关节,其关节稳定由三部分装置维持:①关节囊及其加厚部分形成的肩锁韧带。②三角肌及斜方肌的腱性附着部分。③喙突至锁骨的喙锁韧带(斜方韧带与锥状韧带)。锁骨与喙突平均距离为1.2cm(1.1～1.3cm)。

肩锁关节功能属微动关节,主要有上下、前后、旋转三种基本运动形式。肩锁关节是一个力的传递关节,是肩关节灵活运动的支撑点。因此,当发生肩锁关节脱位时,不仅会产生肩锁关节疼痛、异常活动等症状,而且极大影响整个上肢的力量和运动的灵活性。

2.生物力学

对肩锁关节周围韧带的强度和刚度进行研究,发现肩锁关节囊韧带复合体(关节囊及肩锁上、下、前、后韧带)的强度和刚度最大,其次是锥形韧带,最后是斜方韧带。韧带最常出现断裂的位置在韧带中央,单纯韧带附着点的撕脱很少见,即使存在也多伴有中央区的断裂。

(1)肩锁韧带

发现肩锁韧带主要对抗轻微移位时的应力(日常活动范围时的生理应力),锥形韧带主要对抗显著移位时的应力(损伤时的应力);无论是轻微应力移位还是显著应力移位,肩锁韧带都是对抗向后移位和向后轴向旋转的主要力量。在切断肩锁关节囊后,锁骨100%发生前后向的移动。

(2)喙锁韧带

发现锥形韧带主要对抗向前、向上旋转和移位的力量。在显著移位时,其所承受的应力明显增加,虽然斜方韧带对水平位移和抗上移的作用很小,但绝大多数(75%)对抗肩锁关节压应力的作用由它产生。锥形韧带和斜方韧带均可独立对抗肩锁关节的应力。切断肩锁关节囊和韧带后,斜方韧带对抗向后应力增加了66%(大于锥形韧带50%)。

切断关节囊后,锥形韧带在抗向前应力上增加2倍而斜方韧带增加1倍。测量了喙锁韧带(锥形韧带和斜方韧带)、锥形韧带、斜方韧带在单轴向负荷下的断裂负荷,分别是500N、390N和440N锥形韧带的刚度最大(105N/mm)。他们认为单纯切断锥形韧带或斜方韧带对喙锁韧带的总张力强度没有影响。

虽然锁骨在上肢上:举时存在40°~50°的旋转,但由于肩胛骨和锁骨的运动同时发生,所以真正的肩锁关节运动只有5°~8°,有作者认为正常肩上举时锁骨远端应当有轻微的轴向旋转,任何肩锁关节融合术都会影响并限制上肢的上举,因此在融合术后或在坚强固定(喙锁螺钉、钢板)锁骨与肩胛骨后,关节内会出现较高的应力,临床表现为内周定物断裂或移位,及内固定术后复位的丧失。

使用实体模型试验。对不同术式的喙锁韧带重建术进行生物力学评价,认为解剖重建喙锁韧带比改良的Weaver-Dunn术式维持位置稳,并且前后向的移位少,更接近于生理状况,能保持肩锁关节功能。

3.损伤机制

肩锁关节脱位大部分因直接暴力引起。跌伤肩部外侧或硬物击中肩部,使肩部下陷,锁骨紧压在第1肋骨上,肋骨阻止了锁骨的进一步下移,其结果是如果锁骨未骨折,则肩锁、喙锁韧带断裂,肩锁关节脱位。少数为间接暴力引起,肘部或手伸直位跌伤时产生的传导应力引起骨折、脱位,常见于球类、冲撞运动损伤。

(二)评定

肩锁关节脱位传统上习惯用Tossy分类法。Ⅰ型:肩锁韧带不完全断裂,喙锁韧带完整,X线上表现为锁骨有轻度移位;Ⅱ型:肩锁韧带完全断裂,喙锁韧带牵拉伤,在应力X线上,锁骨外端直径一半上翘突出超过肩峰;Ⅲ型:肩锁韧带及喙锁韧带完全断裂,可出现"钢琴键"样体征(pianosign),

X线片显示锁骨远端完全移位。

Post分级共分为6级。Ⅰ级:轻度损伤,肩锁关节部分韧带损伤;Ⅱ级:中度损伤,肩锁关节囊破裂,及肩锁韧带断裂,常引起半脱位;Ⅲ级:重度损伤,肩锁及喙锁韧带均断裂,肩锁关节完全脱位;Ⅳ级:肩锁关节脱位合并喙突骨折,软组织严重损伤,或锁骨外端顶破关节囊呈现纽扣式损伤;Ⅴ级:锁骨外侧端向后脱位,位于肩峰的后面;Ⅵ级:锁骨外端向下脱位,喙锁韧带断裂。此分类法倾向于病理解剖,更详细、准确。

肩锁关节脱位按照Allman法可分为三型:Ⅰ型指肩锁关节囊及肩锁韧带部分撕裂,肩锁关节尚稳定;Ⅱ型肩锁关节囊及肩锁韧带全部断裂而喙锁韧带保持完整,出现前后向不稳定;Ⅲ型肩锁关节囊及肩锁韧带喙锁韧带全部断裂,锁骨外端与肩峰分离。

目前多采用Rockwood分类,共6级倾向于病理解剖,更详细准确。Ⅰ级:肩锁韧带损伤,喙锁韧带完整,肩锁关节保持稳定;Ⅱ级:肩锁韧带断裂,喙锁韧带损伤,常引起半脱位;Ⅲ级:肩锁关节囊及喙锁韧带均完全断裂,喙锁间隙较正常增加25%～100%;Ⅳ级:为Ⅲ级伴喙锁韧带从锁骨撕脱,同时伴有锁骨远端向后移位进入或穿出斜方肌;Ⅴ级:为Ⅲ级伴锁骨自肩胛骨喙锁间隙垂直方向移位较正常增加100%～300%,锁骨位于皮下;Ⅵ级:为Ⅲ级伴锁骨外侧端向下脱位,位于喙突下,此类型较为少见。

另外,还有一种变异的Ⅲ型损伤,即SalterHarris损伤,包括锁骨远端骺损伤、喙突骨折合并肩锁关节脱位,因为锁骨远端骺的闭合较晚(18～22岁),所以该损伤也可发生于年轻人。此时肩锁关节完好,喙锁韧带连接在完整的骨膜鞘上,锁骨的干骺端和干部经肌肉骨膜破裂处向上移位,肩锁关节脱位可以合并关节内外的喙突骨折,此时喙锁韧带完整连接于喙突骨折块上,常见的喙突骨折是经基底的关节外骨折。

(三) 影像学检查

肩锁关节X线片检查包括:双侧肩锁关节前后位片、腋位片及Zanca斜位片,特殊情况时可摄应力X线片。Ⅳ型损伤时做CT检查可以更好地显示锁骨后移的程度。肩锁关节脱位Ⅳ型的X线表现:腋位X线片可见锁骨后移。

当X线片发现肩锁关节脱位但喙锁间隙正常时,应考虑是否存在喙突骨折、如果腋位X线片不能清楚反映喙突骨折,则行Stryer notch位(患者仰卧位上肢前屈上举过头,管球向头侧倾斜10°,由上向下投照)X线片,如果喙突骨折累及盂肱关节,可再做CT检查以判断关节内移位的程度;如怀疑儿童肩锁关节脱位而X线片显示喙锁间隙增大时,应检查是否有Salter-Harris骨折,CT或MRI检查有助于诊断这类骨折。

(四) 运动疗法

以往对于轻、中度肩锁关节脱位采用运动治疗通常可取得满意疗效;但对于肩锁关节脱位重度损伤的治疗各作者认识上存在差别,多数认为非手术疗法很难奏效,适宜的运动治疗效果也有待评价,目前尚未有详细评价资料。

肩锁关节脱位的复位并不困难,而外固定方式维持整复后的位置十分不易。临床上目前最常用的为胶布固定法,以胶布粘贴,将高凸的锁骨外侧端向下、向前加压,腋下垫软卷,患肢悬吊制动3周后做主动或被动锻炼。这种方法存在胶布脱落、固定力度不够的缺点。较常用的还有石膏条固定法,但这种方法容易发生皮肤压疮等并发症,许多病人难以忍受。上述方法一般用于部分脱位患者,对全脱位则不能很好地维持对位关系。

黄公怡等首先采用ZERO位固定治疗新鲜肩锁关节脱位23例,取得了良好的疗效,原理是该位置上臂外展与前举各达到155°,使肩胛骨的肩峰端与锁骨外侧端靠拢,达到肩锁关节的复位与固定,从而有利于损伤的韧带和关节囊修补。该方法适用于新鲜的肩锁关节部分脱位及部分完全性脱位患者,证实合适的外固定,也可治疗重度新鲜肩锁关节脱位。但患臂上举要求达到130°,患者应有较好的耐受性,还应注意血管、神经方面的并发症。

张喜善等使用可调式外展架治疗肩锁关节脱位33例,按Imatani的评分法,疗效优者23例,疗效良者9例,疗效尚可者1例。没有1例发生皮肤及神经血管损伤等并发症,且对比表明病程越短者治疗效果越好,为新鲜的肩锁关节脱位患者提供了一种以姿势复位的治疗方法。这种方法的好处是克服了上肢重量,减少了肩锁关节或锁骨远端的分离趋势,并有损伤的远端侧向近端侧靠拢的作用。

北京罗有明中医正骨医院使用双"8"字绷带加特殊垫片法治疗各型肩锁关节脱位及锁骨远端骨折病人。其方法为按锁骨远端的形状要求剪一硬纸板,一般为月牙形,长短与锁骨的长短相当,两面用胶布贴好。在断端的两侧内加稳骨垫并用胶布贴好,稳骨垫的外面用胶布将硬纸板用"十"字交叉形按方向拉紧贴好,两头要贴紧,再用方巾包裹的棉团放于腋下,用斜"8"字形绷带固定结扎,再用后"8"字绷带保持挺胸姿势。悬吊患肢于胸前,固定3～8周。

河南洛阳正骨医院的刘威等自制锁骨弹性复位固定带,治疗肩锁关节脱位及锁骨远端骨折68例,该弹性复位固定带的拉力在弹性范围内,每延长10mm需要3.65kg的拉力;结果:优良率96.9%。张亚军使用弹性复位固定带治疗肩锁关节脱位及锁骨远端骨折14例,11例解剖复位,2例部分复位,1例未坚持治疗,畸形愈合。

陈文国等应用自制肩肘弹力固定带治疗各型肩锁关节脱位优良率达到90%。崔西泉等应用肩胸带固定治疗TossyI型肩锁关节脱位,优良率100%。

广东省中医院江涛等使用自己的专利产品肩锁带,保持一定的外展及锁骨远端加压,治疗肩锁关节脱位也取得良好的效果,特别是对于Rock-woodV型的病例有一定的作用,但是有些病例有压疮出现,最好住院密切观察1周左右,健康宣教极为重要,需要教育病人如何调节松紧等。

1.肩锁关节脱位运动治疗的适应证

RockwoodⅠ、Ⅱ型,悬吊及固定时间1～3周。

对Ⅲ级损伤治疗的争议也开始减少,经非手术治疗后等动力试验显示,患侧的肌力和耐力可以达到健侧水平。Bradley与Elkousyt认为不论患者的职业如何,所有的Ⅲ级损伤都应先行运动治疗,若失败再行手术治疗。悬吊及固定时间3～4周。Ⅲ型损伤需一期手术的适应证为:①对美观要求较高或者肩部皮肤菲薄。②从事反复提举重物的工种。③工作时肩关节长时间处于前＞90°位。

RockwoodV型患者因多种原因拒绝行手术治疗,经过X线片或整复中的C形臂机证实手法或者体位复位法可以复位,外固定可以维持复位,局部条件允许,可行运动治疗,如无神经血管损伤,局部无明显压疮者。部分多发创伤病人因为复合伤需要卧床,如果床边整复,X线片证实可复位者,也可行运动治疗,悬吊及固定的时间长达7～8周。

RockwoodⅣ或Ⅵ型,因为肌肉与锁骨远端交锁,大多数不能闭合复位,所以最好手术治疗;如果整复中X线正位片及腋位片证实可复位者,也可行运动治疗,但是需要多次间隔复查X线片位置,并且悬吊及固定的时间长达

7~8周,对于成人5~6周外固定,固定时间不够,大多数患者仍脱位。

Mouhsine等通过对37例急性Tossy Ⅰ~Ⅱ级肩锁关节脱位运动治疗,随访发现7例存在活动时疼痛,12例伴有肩锁关节处触痛,X线片示13例存在肩锁关节处退行性改变。对Rockwood分型Ⅳ、Ⅴ、Ⅵ级损伤目前多主张行手术治疗。

2.整复后的康复

一般整复后应用颈腕吊带制动,制动时间依据脱位分型而不同。Rockwood Ⅰ~Ⅲ型可以在损伤后1周,在保护下(患者用对侧手下压锁骨远端的情况下)开始小幅度的钟摆样运动和被动外旋锻炼并持续2~3周,视情况决定颈腕吊带制动时间。Rockwood Ⅳ型及以上患者,颈腕吊带制动7~8周,期间医生指导功能活动。当活动度达到正常侧的80%~85%,术后4~6个月时允许恢复体育运动。

Rockwood Ⅳ型及以上患者外固定时间长,由于担心脱位加重,医生嘱咐患者活动比较运动,出现肩关节僵直的可能性相对较大。

3.肩锁关节脱位的并发症

(1)创伤后关节炎

很多学者报道Tossy Ⅰ、Ⅱ型损伤后可出现关节退变,X线片改变可高达75%,出现症状的概率为48%。但是症状的发生与否与X线片表现没有明确关系。如果运动治疗无效可以考虑锁骨远端切除。Ⅲ型损伤如果单纯切除锁骨远端,可能出现肩锁关节不稳定,所以要同时进行肩锁关节稳定术(如喙锁韧带重建术等)。

(2)锁骨远端骨溶解

主要表现为疼痛(多发生于外展屈曲时),但有自限倾向。X线片上可见骨溶解,骨质疏松,骨赘形成和锁骨远端变尖。

(3)神经血管损伤

多由肩胛带不稳定造成臂丛神经牵拉所致;或者由于外固定带过紧压迫所致。如果引起胸廓出口综合征则会出现血管症状。一般通过肩锁关节稳定术可改善症状,且无须松解神经。

(4)喙锁间隙骨化

无论运动治疗还是手术治疗都可能发生喙锁间隙骨化,在损伤区周围可以发生异位钙化,或者可以在喙突和锁骨之间形成桥接。喙锁间隙骨化对于功能没有太大的影响。

(5)术后复位丧失和再脱位

再脱位或者部分脱位率较高,但大多数逐渐出现复位丧失的患者并没有明显的症状,多不需要再手术。只有急性再脱位,尤其是那些伴有骨折或内固定物断裂的患者才需要再手术。

虽然大多数Tossy分型Ⅰ、Ⅱ型损伤患者可以恢复运动,但也可能会遗留症状。在一组对海军学校学生的调查发现:有30%的Ⅰ型损伤和42%的Ⅱ型损伤患者主诉有轻微的症状但不影响活动;另外有9%的TossyⅠ型损伤和23%的Ⅱ型损伤患者有明显的症状,可引起持续的疼痛或影响活动。另有研究表明,Ⅱ型损伤患者快速水平位外展时无力,且前后运动增大,更容易出现肩锁关节的退变。如果疼痛在数周内不能缓解,可以在肩锁关节内注射类固醇类激素。

对于陈旧性的Ⅲ型以上的肩锁关节脱位,如果有症状,有疼痛,目前认为治疗方法与急性Ⅳ型肩锁关节脱位相同。

通过实验测量外固定带维持复位所需的有效的压力范围,观察施加不同压力大小时肩部局部感觉及对上肢神经血管的影响,外固定后对人体的舒适性及耐受性观察,避免压力过大导致皮肤压疮、神经血管损伤等并发症的发生,最终得出有效并在安全范围内的量化数据。该设计也可用于临床医师使用该外固定方法的规范化操作训练,即在确定肩部施加合理压力大小的前提下,医师可通过感受肩部压力等来训练、指导使用外固定带时所需的力度。

在C形臂机下观察Ⅴ度肩锁关节脱位病人在肩锁固定带固定后的复位情况及维持复位的情况,研究上肢体位对于复位的影响。

3例Ⅴ度脱位的患者,手法复位后同样采取止血带加压的方式进行验证,如果止血带压力达到4kPa时,在C形臂机监视下,可以将Ⅴ度损伤复位至Ⅱ~Ⅲ度,此时在悬吊三角巾的保护下,轻度活动肩关节,位置可以维持。另外,对于外展上举前臂70°左右(对于Ⅴ度脱位的病例,0°~155°的位置动态观察,目前正在进行),可以一定程度地帮助复位肩锁关节脱位Ⅲ、Ⅴ型的病人;但是Ⅳ型脱位的病例复位困难,可能的原因是斜方肌等绞锁锁骨远端所致,如果手法能使锁骨远端解锁复位,可能也可维持位置。

实际上,也有2例Ⅴ型的住院病人,经过运动治疗复位至Ⅰ~Ⅲ型的成功病例。我们把他们作为研究对象,证实肩锁固定带及体位姿势都具有一定程度的复位效果。

这2例中,其中1例第4天有轻度皮肤变红,稍微加软垫及减少压力后,保持前臂外展上举70°位置后,压疮消失,所以关键是随访是否跟得上。

肩锁关节脱位治疗方法多样,学者观点不一,其焦点在于非手术治疗与手术治疗的最终疗效上。有学者认为,由于锁骨远端局部解剖关系复杂,骨折后肌力失衡,外固定难以实现持久、稳定的固定作用,唯一有效的固定方法是内固定。

外固定的程序上一定要注意,新鲜脱位能否手法复位,复位是否完全?复位要施加多大的压力?复位中/后X线片或C形臂机证实能否维持复位?如果分型是Rockwood Ⅳ或Ⅵ型脱位,因为肌肉交锁的原因,手法复位本身困难,而寄希望于外固定是不现实的。对于一个50岁左右的Rockwood Ⅳ型以上的患者,建议手术治疗;如果外固定4~8周,部分病人脱位改善后会出现肩周炎。

临床中,对肩锁关节脱位Ⅴ型的拒绝手术的患者进行过外固定治疗,使Ⅴ型病人变成Ⅱ型。关键是及时随访使用外展70°肩关节支具可减少脱位的趋势。还有一个最关键的问题是压疮,如果在住院期间使用则不担心这类问题,关键是依从性。

肩部损伤的治疗受多重因素影响,如患者的经济状况、患者的意愿、职业、年龄、性别、医生的水平、医疗单位的条件,另外费用也是个主要问题,在费用有限的情况下,如何获得最佳诊疗效果,这也是骨科循证医学的问题。

第三节 下肢常见案例

一、髋关节置换术后

髋关节置换术是治疗晚期髋关节炎的常用手术之一,多用于50岁以上康复对象,目的是改善其由于退行性关节炎所导致的疼痛、畸形,以及由于其他原因引起的活动能力受限。

(一) 案例描述

张×,女,68岁,身高160cm,体重80kg。行走时左髋关节疼痛17个月,伴屈曲、内旋受限,X线片确诊左髋关节骨性关节炎4级。中药治疗半年无明显疗效,经医生会诊决定采取人工髋关节置换手术,髋关节后外侧入路,骨水泥固定。术后X线片显示假体固定牢固,对位良好,双下肢等长。术后第二天拔除引流管,切口愈合良好,后转入康复科进行康复治疗。轻度高血压、糖尿病,经药物治疗,血压、血糖控制良好。无其他心肺系统疾病。

(二) 案例分析

1.髋关节骨性关节的易感因素

通常包括遗传、年龄、肥胖、下肢先天发育异常和过度使用等。由于该康复对象肥胖、下肢肌力减弱和髋关节不稳,因此,在术后的康复治疗过程中,帮助康复对象控制和减轻体重、增加下肢力量和提高髋关节稳定性均是康复治疗师需要考虑的问题。

2.髋关节置换术后常见并发症的预防

(1)术后脱位

术后6周内,由于关节囊未愈合,肉芽组织未形成瘢痕,脱位的发生率较高,占总脱位的70%。该阶段对康复对象的活动范围指导应限于日常的轻微活动,屈曲不要超过90°,不能盘腿、过度后伸等。

(2)深静脉血栓形成

静脉血栓是髋关节手术后最严重的并发症之一,最主要、最致命的是血栓脱落造成的继发性肺栓塞。常见的临床表现为:患肢疼痛、压痛、肿胀、静脉曲张、皮下静脉凸出,患肢轻度发绀,伴有低热(一般不超过38.5℃)。临床上除预防性使用抗凝药物(如肝素)外,机械性预防措施也非常重要,如采用压力梯度长袜、间歇充气加压装置和静脉足泵等,以及减少卧床时间,尽早开始下床活动等。

(3)疼痛

髋关节置换术后能明显缓解髋关节疼痛,但术后几个月内出现疼痛是常见的并发症。需要对疼痛的性质、部位、发生时间、加重和缓解的因素、与体位或活动的关系等进行详细分析,找到引发疼痛的原因,再进行相应的针对性治疗。

（4）假体松动

假体松动是关节置换术远期失败的主要原因。

（5）异位骨化

发生率为5%～81%。通常在术后三个月内发生率较高。通常轻微的异位，骨化不需要治疗，如果出现明显髋部疼痛、功能障碍者，应该考虑手术切除。

（三）康复方案

康复目标：人工髋关节置换术目前已成为治疗各种疾病导致髋关节毁损病变的重要手段，精湛的手术技术结合完美的术后康复治疗，能够获得更理想的效果。该康复对象年龄较大、肥胖，对术后功能性活动的要求不高，缓解疼痛、提高步行和生活自理能力是手术治疗的基本目标。而术后康复的目标则是使康复对象能够达到无痛、拥有满足日常生活活动需要的下肢步行能力。

康复方法：整个康复过程分为三个阶段。第一阶段（术后0～2周）以理疗、步行训练和简单的肌肉力量训练为主；第二阶段（术后3～6周）加入步态训练和本体感觉训练；第三阶段（术后4个月～1年）进行下肢整体力量、功能和本体感觉的训练。

1.第一阶段

（1）康复对象教育

向康复对象及家属认真讲解术后功能锻炼的重要性，使康复对象真正认识到功能锻炼是人工髋关节置换术成功与否的一个重要环节。结合健康教育手册和图谱，向康复对象及家属认真讲解术后渐进式功能锻炼的时机、要领，消除康复对象的急躁情绪，使康复对象能正确进行功能锻炼。准备必要的辅助器具，以方便康复对象术后的自我照顾，如长柄穿鞋器、穿袜器、弹力鞋带、取物器、高坐厕、长的沐浴海绵和沐浴座椅等。此外，康复对象体重较大，控制体重应贯穿整个康复过程，需要康复对象长期坚持，这对功能恢复和假体的使用寿命均至关重要。

（2）消肿止痛

理疗：采用冰疗、中频电疗，可以起到镇痛、消肿的作用。

（3）步行训练

使用助行器行走：术后早期患肢只能部分负重行走，可以借助助行器保持平衡，并减少患肢负重。

方法:将助行器放置身体前方,用双手握紧助行器,保持髋关节伸直,将健腿置于助行器中间。借助助行器支持体重,患腿与助行器一起向前踏,注意不要碰到助行器腿。提起助行器(如果助行器没有轮子),确定放稳助行器四条腿后,方可再次迈向前方。

使用拐杖行走:当肌肉力量足够强的时候,康复治疗师会建议使用拐杖代替助行器。使用拐杖时,身体的重量应负在手掌上,而不是负重于腋窝下方。注意不能扭转身体,应以一小步代替旋转。

方法:正确握紧拐杖,将负重置于手掌上,同时向前移动患肢和双拐,双眼注视前方,先迈出拐杖和患肢,再迈健侧腿。患肢与双拐和健腿交替向前行走。

使用拐杖上下楼:上楼:握紧拐杖直立于地面上,先把健侧脚放置在楼梯台阶上,将身体前倾,利用拐杖和健侧腿支撑身体向上,之后患腿迈上台阶,最后将拐杖置于上一层台阶上。顺序为:健侧腿—患侧腿—拐杖。下楼:将双拐和患侧脚放到下一级台阶上,利用拐杖保持平衡和移动身体,再将健腿下移至下一级台阶上。顺序为:拐杖—患侧腿—健侧腿。

(4)正确的体位转移方式

下床:由患侧下床时,应避免患侧髋关节屈曲和旋转。先将患侧腿置于床边,以肘关节帮助支撑髋部,保持手术肢体与躯干在一条线上,禁止扭转患肢。将健侧腿移动至床边,并保持患侧腿伸直。扶住助行器支撑站立,努力站起来时不能前倾身体。

坐下:术后,康复对象应坐高位直靠背带扶手的座椅,避免座椅过低,坐垫过厚、过软。后退助行器直至感觉到健侧腿的后方接触到座椅,将患侧腿伸直在前方,手从助行器上解脱后抓住座椅扶手,慢慢降低身体,保持手术侧肢体伸直在前方。坐下时,先弯曲健侧腿向后滑动身体再坐下,此方法同样用于上卫生间。

转身:避免将患侧腿固定而旋转患侧髋关节,因此,应该从健侧进行小步移动,同时转动躯干和患足进而转身。

(5)日常生活中的禁忌活动及体位

术后,康复对象患侧髋关节活动范围受限,屈曲不能超过90°,内旋不能超过中立位,内收不能超过身体中线。因此,康复对象需要学习和掌握日常生活中的正确体位转移方式和注意事项,以预防关节脱位,如不能盘腿坐,不能坐过低的沙发、椅子、马桶,穿裤、袜、鞋子时不要前倾身体或屈髋,健侧卧位时双膝间要夹枕头,不要在坐位时翘"二郎腿",体位转换时也应该注意保持正确的患髋位置。

(6)咳嗽训练

康复对象术后会因麻醉刺激导致呼吸道分泌物增加,引起咳嗽,但又因为切口疼痛而不敢咳嗽,进而增加肺部并发症的风险。因此,需要术后训练康复对象有效地咳嗽。通常采用深吸气咳痰法:先清清嗓子,深吸一口气,屏住呼吸3～5秒,再爆破性地进行咳嗽,将气管内痰有效咳出。

(7)关节活动度

髋部适度的活动范围训练:如果疼痛明显,可以由康复治疗师或家属帮助康复对象进行患侧髋、膝关节被动活动。如果疼痛得到控制,鼓励康复对象在无痛范围下可进行主动的患侧髋屈伸训练。例如,仰卧位,患侧足跟主动向上滑动,做下肢髋、膝屈伸运动,注意在无痛范围内进行,髋关节屈曲角度逐渐增加,但不能超过90°,每天30次。鼓励康复对象主动内旋髋到中立位,同时进行膝、踝关节的正常活动,防止临近关节的活动范围下降。

(8)力量训练

力量训练以肌肉的静力收缩运动和远端关节的运动为主,目的是促进下肢血液循环,对预防血栓形成十分重要。

踝泵:仰卧位,主动地进行足趾伸屈运动,踝关节背屈、跖屈,每个动作保持10秒,再放松,每天100次。

股四头肌收缩训练:仰卧位,下肢伸直不离床,股四头肌主动收缩向近端牵拉髌骨,每次持续5～10秒,每天100次。之后可以将患侧下肢伸直抬高,足跟离床20 cm,在空中停顿2～3秒,之后停顿时间可逐步增加,每天100次。

臀肌收缩训练:仰卧位,腿伸直,收缩臀部肌肉,保持10秒,然后放松,每天100次。术后一周开始,可以增加难度,在膝下垫一抱枕使髋屈曲10°～20°,然后以膝部为支点做挺髋动作(即抬臀动作),保持10秒,每天100次。

(9)有氧训练

可采用上肢功率车,靶心率THR=(220～68)×(60%～70%),为91～106次/分钟,每次30分钟,每天1次。

2.第二阶段

(1)继续进行家庭训练计划并逐渐增加难度

(2)力量训练

在早期康复训练的基础上,增加力量训练的强度,可以通过改变体位、增加远端负重等方式。

屈髋练习:康复对象呈站立位,双手挂双拐或助行器,健侧单腿站立,身体保持与地面垂直。患侧腿屈髋、屈膝,屈髋以90°为限,加强髂腰肌肌力。

伸膝练习:体位与上面相同,患侧下肢直腿抬高,加强股四头肌肌力。

髋外展练习:体位与上面相同,患侧髋关节外展,以40°为限,加强臀外展肌肌力。

下肢其他肌肉的力量训练:当患腿具备一定的负重行走能力后,应注意下肢整体的力量训练,如股四头肌、腘绳肌和小腿三头肌等。

器械训练:可以使用沙袋或卧蹬训练器进行下肢闭链的向心或离心训练,强度逐渐增加。

(3)步态训练

进一步加强步行训练,开始在平行杠内进行,将步行周期中的摆动期和支撑期分解进行,分别进行前、后交替迈步训练,然后逐渐过渡到步行训练;如果平行杠内的步行平稳顺利,则可以过渡到拐杖步行,然后再进行减重步行,逐步实现患腿完全负重,以达到脱拐行走的目的。训练中,也可以逐步增加上楼梯的高度(10 — 15 —20cm)。

(4)本体感觉/平衡训练

可以利用平衡板、平衡仪进行平衡训练,从双侧开始,逐渐增加难度到单侧,从静态训练增加难度到动态训练,每天训练20分钟。

(5)踏车训练

使用功率自行车锻炼,有助于增强下肢肌肉力量和髋部活动的协调性。开始踏脚踏板时,先向后踏,当觉得向后踏动作已很轻松、舒服时,再向前踏。当动作连贯后,再加大踏脚次数和频率,每天训练2次,每次训练15分钟,逐步增加到每日训练3次,每次训练20～30分钟。注意座椅高度,髋屈曲应小于90%。可进行有氧运动,靶心率THR=(220-68)×(65%～75%),为99～114次/分钟,40分钟/次,1次/天。

（6）其他

继续进行理疗，有条件的可以进行水疗，加强日常生活能力训练。

3.第三阶段

（1）力量训练

继续加大臀大肌、臀中肌、股四头肌、腘绳肌和小腿三头肌的肌肉练习。可在力量训练器械上进行，也可通过改变体位、增加远端负重等方式，增加训练强度，提高肌肉的最大力量和肌肉耐力。建议每块大肌肉进行每组12～15次的练习，每次练习3～5组。

（2）本体感觉/平衡训练

可以利用平衡板、平衡仪进行平衡训练，也可在不稳定的平面上完成各种功能性动作，每天练习20分钟。

（四）康复效果评估

康复对象经过3个月的康复治疗，基本实现手术和康复治疗的目标。

1.疼痛

患侧髋关节在功能性活动时基本无痛。

2.左髋AROM

前屈110°，后伸25°，外展40°，外旋35°，内旋35°，主动活动时无疼痛。

3.功能情况

Barthel评分为88分。能够脱拐正常步行，在轻微辅助下交替上下楼，步行距离和步行速度大大提高，可以进行独立外出和社区步行，并从事轻度至中度的家庭体力活动。

（五）技术要点分析

对于髋关节置换手术后的康复对象，短期的康复治疗能够帮助康复对象恢复其下肢功能；长期的康复治疗可以帮助康复对象减少术后远期并发症，延长关节假体的寿命。因此，康复对象术后的功能康复过程可能持续几年甚至终生，特别是髋关节周围的肌肉力量训练，对维持下肢功能至关重要。

康复对象术后6个月内，都要限制髋关节的活动范围，以防关节脱位。在康复治疗和日常生活中，康复治疗师和康复对象及家属都要随时注意。

力量训练和步态训练应持续整个康复治疗过程的始终，并随着康复对象功能情况的改善进行及时调整，以帮助康复对象的功能水平不断提高。

最终的康复目标需要综合考虑康复对象的年龄、性别、功能需要而定。通常,年龄较大的康复对象康复需求不高,以满足日常活动、维持生活自理能力为主。但是年轻康复对象还有工作、生活和家庭的需要,对关节活动度、肌力水平、走跑活动有更高的要求,这需要根据具体情况来确定远期康复的目标和方案[1]。

二、髌股疼痛综合征

髌股疼痛综合征(patellofemoral pain syndrome,PFPS)是一种常见的膝关节功能障碍,并伴随一系列病理或解剖异常所致的膝前疼痛。膝前疼痛在儿童和青少年的发病率为19%,在全人群中的发生率为3%~40%。PFPS多发生在年轻人和青少年运动员中,而青少年和年轻女性的发病率远高于男性。近期研究发现,髌股疼痛的症状可造成运动、娱乐活动和正常体力活动的限制。

(一)案例描述

王×,女,23岁,办公室白领,平时无规律性的体力活动及运动训练。两个月前发现右侧膝前区疼痛,并有逐渐加重趋势,近两天该症状加重前来就诊。长期伏案工作后,从坐位站起时疼痛明显;上下楼梯偶尔有打软和疼痛出现;长时间步行有不适感。5年前,右膝关节曾发生过闭合性软组织损伤,肿胀两天后自行恢复,此后膝关节在运动后反复发生疼痛。

(二)案例分析

康复对象膝关节长时间处于屈曲位置,髌股关节压力增加,关节面摩擦增多,这是导致关节炎症反应产生疼痛的直接原因。当关节恢复伸直位置时,关节内压力与刺激状况减轻,症状也出现缓解。但膝关节长期位置不良会导致症状反复发作。

康复对象经常久坐,会造成股四头肌(特别是股内斜肌)废用性萎缩,膝关节稳定性降低,股内斜肌和股外肌激活紊乱,从而影响髌骨活动轨迹,造成髌股关节面外侧压力增加,进而加重疼痛,在上、下楼梯时出现"打软腿"现象。

(三)康复方案

康复目标:在此案例中,由于康复对象髌股关节面软骨存在退行性病

---

[1] 顾亚婷:《运动康复干预与全面健身运动处方研究》,北京,新华出版社,2019。

变,因此物理治疗不能逆转软骨病变,但是可以缓解疼痛、改善功能能力,从而提高生活质量。本案例中康复对象的职业不需要其有较高的运动表现能力,因此,康复对象的长期康复目标为缓解疼痛,改善生活质量,提高体力活动水平。

康复方法:根据康复对象的基本情况和需求,整个康复过程可分为三个阶段:第一阶段的康复以冰敷、关节松动术和牵拉为主;第二阶段加入力量和平衡能力的训练;第三阶段在第二阶段的基础上增强训练强度,并加入功能训练。

1.第一阶段

(1)关节活动度

关节松动术:髌骨外—向内滑动(Ⅰ~Ⅱ级)。

康复对象侧卧,检查腿在上,在股骨内侧髁之间垫上毛巾作为缓冲,康复治疗师用手掌包裹住髌骨外侧缘,通过重心转移,向内侧滑动髌骨,在不同膝关节伸展角度下进行向内侧滑动髌骨。

(2)牵拉

股四头肌注意获得康复对象有无牵拉感的反馈,且不引起疼痛。牵拉30~60秒,休息30~60秒/次,1~2次/组,1~2组/天。

腘绳肌注意获得康复对象有无牵拉感的反馈。牵拉30~60秒,休息30~60秒/次,1~2次/组,1~2组/天。

阔筋膜张肌—髂胫束注意获得康复对象有无牵拉感的反馈。牵拉30~60秒,休息30~60秒/次,1~2次/组,1~2组/天。

腓肠肌注意获得康复对象有无牵拉感的反馈。牵拉30~60秒,休息30~60秒/次,1~2次/组,1~2组/天。

2.第二阶段

(1)关节活动度

关节松动术:髌骨外—向内滑动(Ⅲ~Ⅳ级)。

(2)力量训练

股四头肌练习:静蹲练习:双膝微屈至30°~40°,保持良好的下肢力线(避免出现膝内翻或膝外翻),髌骨垂线尽量不超过脚尖,双侧下肢均匀负重。下蹲30~60秒/组,2~3组,1次/天。注意练习时,应保证康复对象全程无痛。

坐位伸膝:注意阻力加载于踝关节上方,患侧抗阻,起始位置为屈膝90°,缓慢伸膝,终末位置为屈膝40°,至起始位置。重复伸膝10~12

次,2~3组,1次/天。

臀中肌练习:侧卧贝壳式:注意激活腹部肌肉始终保持良好力线,缓慢旋转髋关节,将两侧膝关节打开至能控制良好力线的最大范围。重复10~12个/组,2~3组/次,1次/天,两侧交替进行。

侧卧抬腿:注意激活腹部肌肉始终保持良好力线,下肢不要外旋(脚尖始终指向水平面)回到起始位置,以同样的方式完成另一侧练习。重复10~12个/组,2~3组/次,1次/天。

(3)核心稳定性训练

侧桥练习:躯干呈一条直线,一只手肘撑将身体抬高地面,另一只手叉腰。若康复对象无法完成,可退阶至膝关节屈曲90°膝支撑。康复对象保持30~60秒,休息30~60秒,2~3组/次,1~2次/天。

腹桥练习:躯干呈一条直线,不要出现旋转。康复对象保持30~60秒,休息30~60秒,2~3组/次,1~2次/天。

(4)平衡训练

单腿站立练习:康复对象呈站立位,面对镜子,单腿站立,一侧腿膝关节微屈,另一侧腿微屈髋、屈膝将脚抬离地面,保持平衡,避免代偿动作。保持30~60秒,间歇30~60秒,2~3组/次,1次/天。

3.第三阶段

(1)力量训练

在上一阶段的基础上增加训练强度,同时增加以下训练动作。

单腿下蹲练习:康复对象呈站立位,面对镜子,单腿站立,患侧膝关节缓慢屈曲至无痛位置,再伸膝至起始位置,保持平衡,避免代偿动作,手可放在治疗床上方作为保护。保持10~12次/组,2~3组,1次/天。

下台阶练习:康复对象呈站立位,使用台阶踏板上、下楼梯。保持平衡,避免身体代偿,手可放在扶手上方作为保护。健侧腿先迈出,患侧腿缓慢屈膝,健侧腿着地,恢复站立位,重复此动作。15~20次/组,2~3组,1次/天。

(2)平衡训练

参见第二阶段。

(四) 康复效果评估

2周后进行再评估结果。

患侧膝关节屈曲主动关节活动度为120°,被动关节活动度为123°。屈曲角度增加。

患侧臀中肌肌力4级,股四头肌肌力5级,肌力得到改善。

下蹲时,康复对象下蹲无膝内扣表现,下蹲至末端仍有疼痛NRS 2/10,下蹲深度增加。单腿下蹲"膝内扣"表现改善,骨盆控制改善,力线排列良好。上、下楼梯膝关节稳定性增强。

康复对象自述步行距离增加,久坐后站起疼痛缓解。

(五) 技术要点分析

对康复对象进行髌股关节松动时,若康复对象疼痛较明显,应采用Ⅰ~Ⅱ级手法松动。在手法松动过程中,注意控制疼痛。在本案例中,髌股关节向内侧滑动较为受限,可能由于髌骨外侧支持带紧张,在关节松动前,建议先放松患侧髂胫束和外侧支持带,再进行关节松动。

改善股四头肌柔韧性时,需要对股四头肌进行牵拉;屈曲膝关节时,会引起髌股关节面的压力增大,注意牵拉时避免疼痛。若未出现牵拉感时已经出现疼痛,可考虑使用泡沫轴或按摩棒松解。

在进行股四头肌力量练习时,可以选择开链或闭链的练习方式。应注意髌股关节面的压力,在安全范围内完成练习。开链运动中,应在膝关节屈曲40°~90°的范围内练习;闭链运动中,应在膝关节屈曲40°至完全伸膝位内完成练习。此外,闭链练习中膝关节屈曲60°时,股内斜肌激活程度最大,在康复对象疼痛缓解和功能增加的基础上,应考虑渐进增加屈膝角度。在股四头肌练习时,应注意离心力量的练习,更有助于增强膝关节运动的控制能力。

虽然康复对象是膝关节出现疼痛,但是髋关节在PFPS的治疗中也起着至关重要的作用。在下蹲和单腿下蹲的动作中,康复对象都出现了膝关节内扣的表现,髋关节也出现了内收、内旋,同时在膝关节的检查中发现了臀中肌力量减弱,因此,在康复中也要注意臀中肌力量的练习。

第四节 其他常见案例

一、肌肉拉伤

肌肉拉伤是一种常见的运动损伤。是运动中肌肉组织急剧收缩或者过度牵拉所引起的损伤。主要表现为拉伤部位按压痛、被动拉伸疼痛明显、主动活动受限。多出现在肌腹或肌腹—肌腱结合部。

(一) 案例描述

朱××,男,18岁,田径百米运动员,4天后要进行比赛。4天前训练时拉伤左侧大腿后群,当时无反应,未做处理,训练后发现疼痛。此前相同位置曾有过拉伤,休息后缓解。现在休息时无明显疼痛,训练中患侧在蹬地、向前迈步时有明显疼痛,其他动作后群不时会发生疼痛,痛点在大腿后群内侧中段,疼痛 NRS 分值 5/10 分,疑是半腱肌、半膜肌拉伤。无肿胀,无皮下淤血等情况。

(二) 案例分析

赛前准备的时间过短,康复重点应是消炎止痛、缓解肌肉紧张、保障训练和比赛。

患处有损伤史,未进行相关治疗和康复。可能存在患处肌肉柔韧性差、肌力弱于健侧等情况。也可能是髂腰肌、股直肌柔韧性不足,从而增加了对腘绳肌的牵拉,此外,肌肉发力不协调也可能造成此类问题,后续康复需要关注。

从技术角度分析,可能存在技术动作问题和代偿,从而导致该处反复拉伤。

(三) 康复方案

康复目标:此案例中,康复对象的最主要目标是参加4天后的比赛,完成测验。赛前康复治疗主要在于缓解疼痛,最大限度地恢复身体功能,缓解运动员的紧张心理,尽可能保障训练和参加比赛;赛后康复目标则是促进组织愈合,同时改善肌肉功能,降低再次受伤的概率。

康复方法:根据康复对象的情况和需求,康复治疗师应在赛前和赛后采取不同的康复方法。赛前康复主要采取手法放松、针灸、冷疗、肌内效贴布和理疗等方法;赛后康复则需要增加力量、协调性和动作模式训练。

1.比赛前康复计划

(1)消肿止痛

针刺:阿是穴治疗。针刺治疗后1~2天不能进行训练,应安排休息。

贴扎:训练前和比赛前肌内效贴扎,给予患处额外支持。缓解疼痛,放松紧张肌肉。

冷疗:训练前和比赛前,可在患处进行冷喷,减轻疼痛。

理疗:中频电超声波,加速损伤处代谢,消除炎症,减轻疼痛。剂量依据患者情况而定。

(2)肌肉放松与牵拉

手法放松:康复对象呈俯卧位,康复治疗师采用按揉、筋膜松解等

手法放松腘绳肌:先做患处周围肌肉松解,逐渐过渡至患处,手法一定要轻柔。训练前、后都要进行,10～15分钟/次,1～2次/天。

牵拉腘绳肌:注意获得康复对象有无牵拉感的反馈,且不引起疼痛。牵拉30～60秒,休息30～60秒,重复2～3组,1～2次/天。

股四头肌:注意获得康复对象有无牵拉感的反馈,且不引起疼痛。牵拉30～60秒,休息30～60秒,重复2～3组,1～2次/天。

内收肌:注意获得康复对象有无牵拉感的反馈,且不引起疼痛。牵拉30～60秒,休息30～60秒,重复2～3组,1～2次/天。

梨状肌:注意获得康复对象有无牵拉感的反馈,且不引起疼痛。牵拉30～60秒,休息30～60秒,重复2～3组,1～2次/天。

小腿三头肌:注意获得康复对象有无牵拉感的反馈,且不引起疼痛。牵拉30～60秒,休息30～60秒,重复2～3组,1～2次/天。

2.比赛后康复计划

(1)牵拉

腘绳肌:注意获得康复对象有无牵拉感的反馈,且不引起疼痛。牵拉30～60秒,休息30～60秒,重复2～3组,1～2次/天。

股四头肌:注意获得康复对象有无牵拉感的反馈,且不引起疼痛。牵拉30～60秒,休息30～60秒,重复2～3组,1～2次/天。

内收肌:注意获得康复对象有无牵拉感的反馈,且不引起疼痛。牵拉30～60秒,休息30～60秒,重复2～3组,1～2次/天。

臀大肌:注意获得康复对象有无牵拉感的反馈,且不引起疼痛。牵拉30～60秒,休息30～60秒,重复2～3组,1～2次/天。

梨状肌:注意获得康复对象有无牵拉感的反馈,且不引起疼痛。牵拉30～60秒,休息30～60秒,重复2～3组,1～2次/天。

小腿三头肌:注意获得康复对象有无牵拉感的反馈,且不引起疼痛。牵

拉30~60秒,休息30~60秒,重复2~3组,1~2次/天。

(2)力量训练

腘绳肌:①抗阻屈膝练习:康复对象俯卧在腘绳肌练习器上,抗阻屈膝,15~20次/组,3~5组,1~2次/天。②抗阻伸髋练习:康复对象呈站立位,将弹力带绑在踝关节上,膝关节微屈,抗阻伸髋,15~20次/组,3~5组,1~2次/天。

股四头肌:①静蹲练习:双膝屈至90°,保持良好的下肢力线,避免出现膝内翻或膝外翻,髌骨垂线不超过脚尖,脚尖朝前,双侧下肢均匀负重,保持60~90秒,3~5组/天。注意练习时应无痛。②坐位抗阻伸膝:起始姿势:康复对象坐位于股四头肌练习器上,双膝与肩同宽,保持良好力线,躯干保持稳定。将阻力加载于踝关节上方,患侧抗阻,起始位置为屈膝90°,缓慢伸膝至末端,回至起始位置。

臀大肌:背桥:躯干呈一条直线,不要出现旋转。腹侧可以负重以增加阻力,保持60秒,休息60秒,3~5次/天。

技术动作纠正:结合专项技术特点进行动作分析并且针对该康复对象的特点纠正动作。

(四) 技术要点分析

本案例中,康复对象的特殊性在于:4天之后要进行比赛。因此,赛前的康复显得尤为重要,所以,优先考虑止痛和手法放松的方法,以保障患者可以参加比赛。

针刺对于肌肉拉伤有很好的效果,但针刺过后需要安排一定的时间休息。本案例中,运动员在4天之内仍需进行训练,因此建议以手法放松为主,针灸辅助治疗。贴扎的方法可以缓解拉伤所带来的疼痛,肌内效贴布I型放松贴+X型贴法,可以对患处提供支持,因此建议使用。

本案例中,每一次赛前训练结束,都应该进行冰敷和理疗来控制损伤区的炎症反应,手法放松缓解紧张肌肉,以减轻症状所带来的影响,为下一次训练做准备。

比赛过后,可以通过康复手段进行后续损伤康复,但是康复对象很容易因为短期目标的达成而失去继续治疗的兴趣,因此,对康复对象的教育十分重要。

赛后康复内容中,应把力量练习的重点放在腘绳肌离心力量的练习上,同时,还应关注股四头肌力量与腘绳肌力量比值,这对腘绳肌拉伤的预防有重要意义。

损伤后,患处肌肉的柔韧性普遍低于健侧,因此柔韧性改善同样是预防再次损伤的重要手段❶。

二、髌腱过度使用伤

髌腱过度使用伤是指髌腱及其周围组织由于疲劳而导致髌腱部位损伤性病变,并产生疼痛等症状。由于髌健是由股四头肌肌腱延续而来,传导力量并起伸膝作用,损伤率较高。根据损伤部位和损伤的病理将其称为"髌腱过度使用伤"。

(一)案例描述

康复对象李××,男,20岁。中长跑专业运动员,运动年限13年。一年前,在某次大负荷训练中出现左膝前侧疼痛,未能完成训练,休息一天后缓解。此后,运动前,左膝关节前侧会有疼痛;热身结束后,疼痛会减轻;训练量增加后,症状会加重。4个月前,疼痛加重,上、下台阶和下蹲均出现疼痛,无法完成正常的专项训练。按压髌腱部位疼痛明显,天气变化会对膝关节的疼痛有影响。此前一直接受电磁波治疗仪(TDP)和针灸的治疗,但效果不明显。

(二)案例分析

康复对象在大负荷训练中首次出现疼痛,休息后疼痛缓解,说明症状与训练负荷相关。此后,康复对象左膝关节前侧的疼痛在热身活动后减轻,训练量增加后又会加重,说明较小负荷的运动会减轻症状,而较大负荷的运动会加重症状。4个月前,康复对象疼痛加重,出现上、下台阶和下蹲痛,无法完成训练,在髌腱部位有压痛。需要进一步检查确认,并进行相应处理。

(三)康复方案

康复目标:在此案例中,康复对象由于髌腱的过度使用而造成损伤,康复目标是帮助康复对象消除疼痛,改善功能能力,提高身体素质,重返赛场。康复方法:根据康复对象病情,整个康复过程共分为三个阶段。第一阶段包括理疗、手法治疗、神经肌肉控制和心肺训练;第二阶段增加下肢肌肉力量和核心力量;第三阶段为上一阶段的进阶训练;加入呼吸肌训练、跑步训练

---

❶闫万军,吴云,卫怀恩,等:《慢性病的运动康复指南》,延吉,延边大学出版社,2012。

以及快速伸缩复合训练。

1.第一阶段

(1)消肿止痛

物理因子治疗:选用超声波进行治疗,康复对象呈仰卧位,双腿伸直放于治疗床上,剂量依据康复对象情况而定。

(2)关节活动度训练

关节松动术:髌骨关节左右松动:康复对象呈仰卧位,双腿完全放松,康复治疗师双手将康复对象的髌骨轻轻提起,内外向做滑动。

髌骨关节上下松动:康复对象呈仰卧位,双腿完全放松,康复治疗师双手将康复对象的髌骨轻轻提起,沿下肢中线上下滑动。

(3)牵拉训练

腘绳肌:注意康复对象的感受,每次保持15~30秒,1~2次/组,1~2组/天。

股四头肌:注意康复对象的感受,每次保持15~30秒,1~2次/组,1~2组/天。

阔筋膜张肌:注意康复对象的感受,每次保持15~30秒,1~2次/组,1~2组/天。

(4)按摩放松

康复治疗师使用按摩棒或徒手对患者的股四头肌和髂胫束进行放松。

(5)PNF保持放松技术

康复对象呈仰卧位,康复治疗师帮助康复对象牵拉腘绳肌。牵拉至最大角度,康复治疗师给予康复对象一定阻力,康复对象收缩腘绳肌对抗康复治疗师,并保持6秒,然后放松,康复治疗师进一步增加牵拉角度,重复3次。

(6)平衡稳定训练

单腿站立练习:康复对象呈站立位,面对镜子,单腿屈膝站立,另一侧屈髋、屈膝抬离地面,保持平衡,避免代偿动作。保持30~60秒,间歇30~60秒,2~3组,1~2次/天。

(7)心肺训练

间歇训练:康复对象在功率自行车上完成训练,将自行车调至较大阻力,要求康复对象以全力蹬自行车30秒,休息30秒,12次/组,2组/周。在蹬自行车的过程中要求康复对象将功率保持在200W以上。

2.第二阶段

（1）力量训练

靠墙静蹲：康复对象背部靠墙进行半蹲训练，保持良好的下肢力线（避免出现膝内翻或膝外翻），髌骨垂线尽量不超过脚尖，双侧下肢均匀负重。重复12～15个/组，2～3组/次，1～2次/天。

抗阻伸髋：康复对象呈俯卧位，在脚踝处用弹力带施加阻力，让康复对象先收紧臀部肌肉，然后再进行后伸。重复12～15个/组，2～3组/次，1～2次/天。

侧抬腿：康复对象呈侧卧位，侧抬下肢，注意激活腹部肌肉始终保持良好力线，下肢不要外旋（脚尖始终指向水平面），快起慢放。重复15～20个/组，2～3组/次，1～2次/天。

俯卧抗阻勾腿：康复对象呈俯卧位，双腿自然放置，将弹力带系在一侧踝关节处。主动屈膝带动小腿向上至最大幅度，之后缓慢放回至起始位置。重复12～15个/组，2～3组/次，1～2次/天。

负重提踵：康复对象呈站立位，双手持重物，做提踵动作至最大角度，然后缓慢回到起始位置。重复15～20个/组，2～3组/次，1～2次/天。

蹲起练习：康复对象做蹲起动作，双手伸直与地面平行，下蹲过程中，腰背挺直，髌骨垂线不能过脚尖，纠正双膝关节内扣的现象，臀部发力。

下蹲时要缓慢，起来时要快速。15～20个/组，2～3组/次，1～2次/天。

（2）核心训练

腹桥练习：屈肘四点支撑，身体呈一条直线，注意躯干与头部位置，躯干不要出现旋转。康复对象保持30～60秒，休息30～60秒，1～2次/组，1～2次/天。

侧桥练习：屈肘支撑，另一侧手叉腰，注意躯干呈一条直线。若患者无法完成，可用膝关节屈曲90°膝支撑。康复对象保持30～60秒，休息30～60秒，1～2次/组，1～2次/天。

3.第三阶段

本阶段的康复训练在上一阶段的基础上增加训练负荷和次数，同时逐渐过渡到运动员的专项训练，为运动员重返赛场做准备。

（四）康复效果评估

12周后进行再评估。

康复对象疼痛消失,主动关节活动度明显改善,膝关节主动屈膝可达133%。

康复对象双侧下肢肌力增加,尤其股四头肌离心力量增加明显。

康复对象患侧股四头肌柔韧性增加。

康复对象下蹲时已无明显疼痛,可进行慢跑等基础训练。下肢稳定性和动作模式明显改善。

(五) 技术要点分析

该案例进行髌骨松动术是为了改善髌骨的运动轨迹,从而减小因为髌骨运动轨迹不良导致对髌腱应力的增加。

在髌腱过度使用伤康复时,股四头肌肌力尤其是离心力量非常重要。此外,臀部肌肉力量也与其有一定关系,因此,在发展膝关节力量时,也要重视臀部周围肌肉力量。

腘绳肌柔韧性的改善有助于股四头肌力量更好地发挥,股四头肌柔韧性的改善有助于力量的发挥,从而更好地预防地面给膝关节带来的反作用力,减少对髌腱的应力刺激。

参考文献

[1] 陈军. 运动康复[M]. 厦门：厦门大学出版社，2016.

[2] 陈颖瑜，王会娟. 运动、营养与康复教程[M]. 北京：北京邮电大学出版社，2017.

[3] 顾亚婷. 运动康复干预与全面健身运动处方研究[M]. 北京：新华出版社，2019.

[4] 蒋丽，殷劲. 疲劳的运动生理学研究进展[M]. 成都：电子科技大学出版社，2017.

[5] 励建安，刘元标，万桂芳，等. 康复治疗技术新进展[M]. 北京：人民军医出版社，2015.

[6] 鹿国晖，张国伟，刘杨. 青少年游泳运动员常见伤病流行病学调查与分析[J]. 当代体育科技，2015，5(8)：232-233，235.

[7] 马迅，党耕町，冯皓宇，等. 颈椎损伤外科学[M]. 北京：人民卫生出版社，2015.

[8] 梅求安. 临床康复评定与治疗[M]. 长春：吉林科学技术出版社，2019.

[9] 莫也，许自青. 运动员心肺功能训练要点及其运动处方[J]. 当代体育科技，2019，9(32)：49-50.

[10] 邱贵兴，戴克戎. 脊髓、脊柱和骨盆创伤[M]. 武汉：湖北科学技术出版社，2016.

[11] 屈萍. 核心稳定性力量训练[M]. 武汉：中国地质大学出版社，2011.

[12] 沈钦荣，张居适. 神经与运动损伤必读[M]. 北京：中国中医药出版社，2015.

[13] 施倍华，章步霄，周兰. 瑜伽与体育舞蹈[M]. 北京：中国书籍出版社，2018.

[14]宋清华,胡建平,赵新平.老年人功能训练应以低强度渐进式加量为宜[J].运动,2016(20):136-137,142.

[15]孙洁.神经内科疾病诊疗与康复[M].长春:吉林科学技术出版社,2019.

[16]孙鲁宁.膝关节镜与肩关节镜手术康复指导[M].南京:江苏凤凰科学技术出版社,2020.

[17]佟欣.亚健康与中医心身医学[M].北京:中国中医药出版社,2014.

[18]王丹丹.青少年膝关节损伤虚拟康复训练产品设计[D].秦皇岛:燕山大学,2020.

[19]王德涛.田径运动健身价值与实践研究[M].北京:科学技术文献出版社,2018.

[20]王广兰,汪学红,柳华,等.运动营养学[M].武汉:华中科技大学出版社,2017.

[21]王广兰,汪学红.运动损伤防护与急救[M].武汉:华中科技大学出版社,2018.

[22]王旭,朱建福.髋膝关节置换手术简明读本[M].福州:福建科学技术出版社,2018.

[23]许胜,刘建英,钟海潮.关节活动训练器对中重度阿尔茨海默病患者肢体挛缩的疗效研究[J].中国基层医药,2021,28(9):1392-1395.

[24]闫万军,吴云,卫怀恩等.慢性病的运动康复指南[M].延吉:延边大学出版社,2012.

[25]伊长松,姜磊,柴萌光.关节疼痛及功能障碍的康复[M].济南:山东科学技术出版社,2019.

[26]游国鹏.运动康复干预研究[M].北京:中国商务出版社,2018.

[27]于勇.运动锻炼与健身研究[M].北京:九州出版社,2018.

[28]袁文.颈椎退变性疾病[M].济南:山东科学技术出版社,2017.

[29]张文静.不同固定抗阻训练方式对腘绳肌肌肉力量和表面肌电信号的影响[D].苏州:苏州大学,2020.

[30]张晓天,丘俊鑫.慢性疲劳综合征体质养生指导[M].北京:科学出版

社，2018.

[31] 周定军,张阳普.关节强直针刀整体松解治疗与康复[M].北京:中国医药科技出版社,2019.

[32] 周伟,周德强,周子秋,等.设运动系统疾病的命名和分类[J].临床医药文献电子杂志,2017,4(14):2730-2731.